向精神薬・身体疾患治療薬の相互作用に関する指針

日本総合病院精神医学会治療指針 5

治療戦略検討委員会　編

星　和　書　店

Seiwa Shoten Publishers

2-5 Kamitakaido 1-Chome
Suginamiku Tokyo 168-0074, Japan

Clinical Guideline for the Interaction between Drugs for Psychotropic and Somatic Diseases Drugs

Japanese Society of General Hospital Psychiatry
Practice Guideline 5

by
Committee on Treatment Strategy and Tactics

企画・編集

日本総合病院精神医学会　治療戦略検討委員会

執筆者

八田耕太郎　順天堂大学医学部附属練馬病院メンタルクリニック（第6章）

岸　泰宏　日本医科大学武蔵小杉病院精神科（第12章）

内富　庸介　岡山大学大学院医歯薬学総合研究科精神神経病態学教室（第1章）

桂川　修一　東邦大学医療センター佐倉病院メンタルヘルスクリニック（第8，9，10章）

上條　吉人　北里大学医学部救命救急医学（第5，11章）

佐伯　俊成　広島大学大学院医歯薬学総合研究科展開医科学専攻病態薬物治療学講座（第3章）

中村　満　東京都保健医療公社豊島病院精神科（第4章）

和田　健　広島市立広島市民病院精神科（第7章）

特別参加

下田　和孝　独協医科大学精神神経医学（第2章）

松木　秀幸　埼玉医科大学総合医療センターメンタルクリニック（第12章）

小川　朝生　国立がんセンター東病院臨床開発センター精神腫瘍学開発部（第1章）

臼井　千恵　順天堂大学医学部附属練馬病院メンタルクリニック（第6章）

佐伯　吉規　独協医科大学精神神経医学（第2章）

「向精神薬・身体疾患治療薬の相互作用に関する指針」作成の趣旨

薬物相互作用には，薬物動態的相互作用と薬力学的相互作用の視点があり，最も詳細に検討されてきたのは，前者のうち特に代謝に関する相互作用である。それはテーラーメイド薬物療法につながることが期待されて久しいが，まだ処方に遺伝子型は反映されていない。

いずれにしても，このように，薬剤の相互作用に関する注目は新しいことではない。では，なぜ今その指針か。その理由は主に2点ある。第一に，高齢化の加速に伴って高齢者を診療する機会が恐ろしく増加したことである。高齢者は，単一の疾患のために医療機関を受診していることのほうが少ない。さまざまな身体疾患に対して，複数の医療機関から多種類の薬剤を投与されている。その状態に，精神科医が向精神薬を投与することは，薬理や人体の加齢変化を知れば知るほど気を重くさせる。第二に，医療訴訟の増加であり，それに伴い，製薬会社は医薬品添付文書に防衛的ともいえるほど注意事項を加えている。

したがって，身体合併症のある精神疾患の治療は総合病院の精神科医に任せておけばよいのでなく，精神科病院だろうが診療所だろうが，向精神薬投与に際して身体疾患の治療薬との相互作用に注意を払わないではすまされない時代なのである。

このような背景から，本指針は，「向精神薬と各種身体疾患の治療薬との相互作用に関する一覧表」作成を第一の目的とした。各種身体疾患で頻用される薬剤と向精神薬との相互作用に関して，「禁忌」「身体疾患治療薬の作用増強」「身体疾患治療薬の作用減弱」「向精神薬の作用増強」「向精神薬の作用減弱」といった内容も含めて知見を収集し，各種身体疾患治療薬を縦軸に，向精神薬を横軸に列挙して一覧表を作成した（p.165～229）。この一覧表に対する若干の解説をそれぞれ加えて本文とした。また，相互作用の概念からははずれるが，妊娠，周産期，授乳期の向精神薬使用は重要なことがらであるため，最終章として加えた。相互作用の全てを網羅するというより，日常臨床で役立つことを意図している。

この指針は2009年8月31日時点を最終版としており，9月19日の本学会理事会において承認を得た。今後，適宜改訂がなされていくことになる。また，この指針は身体疾患治療薬と向精神薬との相互作用の全てを網羅するものではなく，必ずしも全ての患者に好ましい結果をもたらすわけではない。患者の個別性が十分考慮される必要がある。この指針に関して，いかなる原因で生じた障害，損害に対しても著者および本学会は免責される。

なお，一覧表作成に際して，一部，こころの健康科学研究事業「精神科救急医療，特に身体疾患や認知症疾患合併症例の対応に関する研究」（H 19−こころ−一般−009）分担「実証的な精神科救急医療の構築および精神科救急・精神科領域における身体合併症に関する研究」の補助を受けた。

目次

第1章 悪性腫瘍

相互作用の一覧表は p.166～169

1. 抗悪性腫瘍薬の特徴

一般的に，投薬量が増加すれば，薬剤により生じる生体反応も増強する関係にある。その用量反応曲線は，S 字状の曲線を示すことが多い。生体反応には，治療効果および有害事象があり，それぞれに用量反応曲線がある。両者の間（すなわち治療効果が高まり，一方有害事象は低い）が，その薬剤の治療域となる。

一般の薬剤は概して治療域が広いため，用量反応関係の個体差はあるとしても，その効果が減弱したり有害事象が出現することは比較的まれである。しかし，抗悪性腫瘍薬は，一般の治療薬と比較して，治療域が狭く，有害事象が生じるときわめて重篤な事態となる。したがって，抗悪性腫瘍薬は，用量反応関係とその個体差を考慮して，各患者の状態を薬理学的に考察し，その上で投与設計を行う必要がある。

抗悪性腫瘍薬の投薬を考える上で，用量反応関係を，用量濃度関係と濃度反応関係に分けて考えることが多い。

多くの抗悪性腫瘍薬は投薬量と血中濃度との関係が直線的である。一方，血中濃度と反応との関係は S 字状である。設計を考える上で，用量濃度関係の問題か，濃度反応関係の問題かを分けて考えなければならない。前者の場合には，薬物動態の変化に応じた減量により調整が期待できる。後者の場合は，減量により有害事象は軽減したとしても治療効果も減弱する可能性がある。

2. 悪性腫瘍の治療中に考慮すべき薬剤の体内動態

1）吸収

血管外に投与された薬剤は，投与部位から吸収されて循環血液に達し，全身に分布する。その通過する臓器や組織で薬剤の一部は消失する。このように血管外に投与された薬剤が全身循環血に到達する過程は，生体内利用率（bioavailability）であらわされる。この生体内利用率は，吸収そのものの問題と，初回通過効果の問題からなる。

吸収にはさまざまな要因が絡む。経口投薬の場合には，患者のアドヒアランスの問題の他に食事内容，食事と服薬との時間，胃内 pH，消化管手術，通過障害，消化管運動に影響する薬剤の併用に注意が必要である。たとえば，オピオイドを使用している場合に，オピオイドによる抗コリン作用で消化管運動が抑制される結果，吸収が阻害される可能性がある。また，脱水傾向の強い場合やサンドスタチンで消化管分泌を抑制している場合には，腸内環境が変化し，徐放性剤からの放出が抑制される可能性がある。

2）分布

薬剤はその作用を発揮するために，受容体が存在する組織に移行する必要がある。薬剤が組織に移行する際には，アルブミンなどの蛋白に結合した状態では分子量が大きすぎるために移行できない。移行するためには遊離型で存在する必要があり，薬物動態で重要なのは遊離型薬物濃度になる。

一般に遊離型薬物濃度が低くなると，蛋白と結合していた薬剤が遊離して組織に移行していく。一方，悪性腫瘍を取り巻く血管は概して血液透過性が亢進しており，結合したままで組織に移行する場合も考えられる。

3）代謝

薬剤は生体内で代謝を受け構造が変化する。薬剤により代謝を受けて薬理活性が消失したり，逆に高まる場合もある。薬剤は一般に複数の代謝経路をもつ。その場合は主たる代謝経路が阻害されても，他の経路をバイパスする。一方，単一経路の場合は阻害されることで薬物血中濃度が上昇し，有害事象を生じる。

4）排泄

薬剤の排泄は，尿中排泄と胆汁排泄が主である。尿中排泄には，腎臓糸球体濾過や尿細管分泌，尿細管再吸収が関連する。胆汁排泄は，肝臓で代謝されたあとに，P糖蛋白や MRP2 などの膜輸送蛋白が重要な役割を果たす。

3.　悪性腫瘍治療中の向精神薬の使用

悪性腫瘍の治療と併せて，精神科薬物療法を実施する場合には，①悪性腫瘍に伴う全身状態の変化，②抗悪性腫瘍薬と向精神薬との相互作用，③抗悪性腫瘍薬と向精神薬のそれぞれの有害事象の重畳，④向精神薬使用に伴う抗悪性腫瘍薬に対する生体反応の変化，を考慮しなければならない。

特に薬物相互作用に限ると，抗悪性腫瘍薬は一般に複数の抗悪性腫瘍薬を併用したり，有害事象対策として制吐薬など数種を併せて用いることが多い。また，がん患者は概して高齢者に多く，合併症に対する薬物療法も行われていることが一般的である。

複数の薬剤が併用される場合が多いので，薬物動態および相互反応に細心の注意が必要である。たとえば，メトトレキサートは腎排泄であるが，がん患者の疼痛に頻用される NSAIDs は尿細管分泌で競合し，メトトレキサート血中濃度が上昇することが知られている。また代謝や排泄の阻害だけではなく，酵素誘導により薬物濃度が低下し，効果が減弱することがある。たとえば，フェノバルビタールやフェニトイン，カルバマゼピンは酵素誘導を生じ，パクリタキセルやエトポシド，ビンクリスチン，イリノテカンのクリアランスが上昇し薬物濃度が低下する[1-4]。また，代替療法として抑うつ症状に用いられるセント・ジョーンズワートは，CYP3A4 を誘導し，薬物効果を減弱させる。グレープフルーツジュースも CYP3A4 を阻害し，経口投薬の血中濃度を上昇させることがある。

4. チトクローム P450

薬剤間の相互作用はいろいろな部位で生じると想定されるが，薬力学的に問題となる相互作用は肝臓での代謝段階と考えられている。

CYP は 20 以上の同位酵素からなる。150 種以上の薬剤が，1 つ以上の CYP により代謝される。特に薬物代謝で重要なのは，CYP1A2，CYP2C9，CYP2C19，CYP2D6，CYP3A4 である。CYP3A4 は肝臓の全 CYP 同位酵素の 40％以上を占め，薬物相互作用の中で最も重要と考えられる。

5. ホルモン療法と SSRI

生活スタイルの欧米化に伴い，日本において乳がんは増加しつつある。乳がんの特徴は，がんの増殖にホルモンが関係している点である。乳がん治療は外科手術に薬物療法（抗悪性腫瘍薬），放射線治療を基本とするが，それに加えて，腫瘍がエストロゲンやプロゲステロン受容体を発現している場合には，エストロゲンの拮抗薬であるタモキシフェンを用いたり，アロマターゼ阻害薬を用いて脂肪細胞から合成されるエストロゲンの産生を抑制することにより，乳がん再発のリスクを抑える試みがなされる。この治療をホルモン療法と呼ぶ。大規模研究では，5 年間タモキシフェンを内服することにより，進行乳がん患者の再発リスクを 50％軽減できるとの報告があり，標準治療となっている。

タモキシフェンはエストロゲン受容体の部分作動薬であり，閉経前後を通してエストロゲン受容体陽性の早期・進行期乳がん患者に対して治療効果が示されている。タモキシフェンは，CYP2D6 により代謝され活性代謝物になることを通して作用を発現する。そのため，CYP2D6 を阻害する薬剤があると，タモキシフェンの活性化が阻害され，その作用が減弱する可能性がある。パロキセチンは，CYP2D6 に対する強力な阻害作用があり，タモキシフェンの効果を減弱させる危険性が指摘されている[5-7]。

○強力な CYP2D6 阻害作用のある薬剤：フルオキセチン，パロキセチン，キニジン，ブプロピオン
○中等度の CYP2D6 阻害作用のある薬剤：デュロキセチン，ジフェンヒドラミン，チオリダジン，アミオダロン，シメチジン
○タモキシフェンの阻害作用のない SSRI, SNRI：セルトラリン，エスシタロプラム，シタロプラム，ベンラファキシン

6. 抗てんかん薬

悪性腫瘍（原発性脳腫瘍，転移性脳腫瘍）により症候性てんかんを発症することがあり，その率は原発性脳腫瘍で 40％，転移性脳腫瘍で 5～25％程度といわれている。また悪性腫瘍に伴い代謝性障害を誘導して全身性けいれんを生じることもある。このように脳腫瘍患者に対して抗てんかん薬による治療が必要になることがしばしばあり，抗悪性腫瘍薬と抗てんかん薬との相互作用は比較的検討されてきた。

フェノバルビタール，フェニトイン，プリミドン，カルバマゼピンは CYP450 やエポキシドヒドララーゼ，ウリジン脱リン酸化酵素，グルクロン酸転移酵素系を誘導する。また，バルプロ酸は CYP およびグルクロン酸転移酵素を阻害し，薬剤を血中アルブミンから遊離するのを抑制する。これが臨床上重要な薬物相互作用を引き起

こす。現時点で明らかな点は，酵素を誘導する抗てんかん薬は，ステロイドや経口凝固抑制薬，抗悪性腫瘍薬と相互作用を引き起こす点であり，抗てんかん薬を併用する場合には酵素誘導を生じない抗てんかん薬の使用が推奨される。

1）抗悪性腫瘍効果の減弱の可能性がある場合

a　ビンカアルカロイド

ビンブラスチン，ビンクリスチン，ビンデシンはCYP3A4により代謝され，その活性を阻害する。ビンクリスチンは，フェノバルビタール，フェニトイン，カルバマゼピンなど代謝酵素を誘導する抗てんかん薬を併用することにより，ビンクリスチンの全身クリアランスが63％高まり，AUC（total area under theplasma-concentration against time curve）が43％減じたとの報告がある[4]。

b　タキサン

パクリタキセルはCYP3A4，CYP2C8で，ドセタキセルはCYP3A4で代謝される。両者ともCYP3A4を誘導したり阻害したりすることが報告されている。酵素誘導型の抗てんかん薬は，パクリタキセルの肝におけるクリアランスを上昇させる[8,9]。パクリタキセルの用量規制因子は，通常骨髄抑制と消化器症状であるが，酵素誘導型の抗てんかん薬を併用した場合には，末梢神経障害となった。タキサンを用いる場合には，酵素誘導型の抗てんかん薬の併用は避けることが勧められる[10]。

2）抗悪性腫瘍薬の毒性を増強する可能性がある場合

a　バルプロ酸

代謝酵素を阻害するように働く場合に，抗悪性腫瘍薬の毒性が増強することが生じる。酵素を阻害する方向に働く抗てんかん薬としてバルプロ酸がある。バルプロ酸は肝臓にてグルクロン酸抱合を受けて変化するが，代謝経路にはCYP2C9，CYP2C19，CYP2E1，CYP3A4が関係する。バルプロ酸はCYP同位酵素の阻害薬であり，ニトロソウレアやシスプラチン，エトポシドと併用すると骨髄毒性の発生率が3倍になる[11)]。

3）抗てんかん薬の効果を減弱させる可能性がある場合

a　フェニトイン

抗悪性腫瘍薬の追加により，フェニトインの代謝は変化する。過去のケースレポートによる報告では，シスプラチンやアルカロイド系抗悪性腫瘍薬によりフェニトインの血中濃度が低下し，てんかん発作が再燃した症例が報告されている。原発性脳腫瘍の患者では，フェニトインの血中濃度が50％以上低下した症例もある。フェニトインの血中濃度を保つためには，40％以上投薬量を増やすことが発作抑制のために必要であるが，これはシスプラチンの投薬中断後に調整をしないと容易に中毒域に達する量である[12,13)]。

シスプラチンはフェニトインの代謝速度を増加させる。これはシスプラチン投与後にフェニトインの血中濃度は低下するが，シスプラチンの分布体積が増加するためである[14)]。

カルボプラスチンは肝代謝に影響して，フェニトインの血中濃度の低下を引き起こす。

メトトレキサートでは，バルプロ酸の血中濃度が４分の１に低下した例がある。メトトレキサートがバルプロ酸と蛋白結合を競合するか，吸収自体を低下させる可能性がある[15)]。

b　ステロイド

ステロイドは原発性および転移性脳腫瘍により生じる周辺浮腫の治療に頻用される。デキサメタゾンはCYP3A4などを誘導し，フェニトインの活性が変化する。平均してフェニトインの血中濃度はデキサメタゾンを併用すると半分に低下する。中にはデキサメタゾン中止後にフェニトイン血中濃度が３倍になった症例も報告されている。一方，デキサメタゾンが酵素を阻害することもある[16-18)]。

フェニトインやフェノバルビタールはデキサメタゾンやプレドニゾンの血中半減期を短縮させ，クリアランスを増加させることがある。

臨床においては，フェニトインやフェノバルビタールはしばしばデキサメタゾンやプレドニゾンと併用されるため，頻回に血中濃度を評価する必要がある。また，ステロイドの用量も抗てんかん薬との相互作用を想定して投薬量を設定する必要がある[10)]。

4）抗てんかん薬の毒性が増加する可能性がある場合

フルオロウラシルはCYP2C9を阻害して，フェニトインの血中濃度を上昇させる。CYP2C9の阻害は代謝拮抗薬UFTやテガフールと関連がある，との報告があるが，まだ判明していない。

タモキシフェンもフェニトイン中毒を誘導した例があり，その原因は肝代謝での相互作用と考えられている[19)]。

5）悪性腫瘍治療中に抗てんかん薬を使用する場合に考慮すべきこと

新規抗てんかん薬は，CYP 系で代謝されるものは少ないため，抗悪性腫瘍薬との併用において，酵素誘導型の従来の抗てんかん薬よりも薬力学的には望ましいと考えられているが，その相互作用の有無はまだ明らかになっていない。

抗悪性腫瘍薬による治療中の患者のてんかん発作のコントロールを考える上で，酵素誘導型の抗てんかん薬は避け，バルプロ酸を第 1 選択と推奨することが多い。バルプロ酸でコントロールが困難な場合には，P450 系の代謝を介さない新規抗てんかん薬を用いることが望ましいと考えられる。現在のところ，ガバペンチンやレベチラセタムは忍容性が最も高い[10)]。

7. ベンゾジアゼピン系薬剤

多くのベンゾジアゼピン系薬剤は，主に CYP3A4 による代謝を受ける。抗悪性腫瘍薬で CYP3A4 の代謝経路が重なるもので作用増強効果の可能性が指摘されているが，系統立てた検討はなされていない。

添付文書の主な併用注意薬に下記の薬剤がある。

○ビカルタミド（カソデックス®）：トリアゾラム
○イマチニブ（グリベック®）：トリアゾラム

○パクリタキセル（タキソール®）：ミダゾラム
○ドセタキセル（タキソテール®）：ミダゾラム
○プロカルバジン（ナツラン®）：フェノチアジン系誘導体，三環系抗うつ薬
○ビノレルビン（ナベルビン®）：ベンゾジアゼピン系薬剤

8. 抗精神病薬との相互作用

抗精神病薬はおもに CYP2D6 を中心に代謝経路が検討されてきた。CYP3A4 において代謝される薬剤もあり，他の向精神薬と同様に，抗悪性腫瘍薬と代謝経路が重なり，作用増強効果の可能性がある。しかし，臨床において抗悪性腫瘍薬と抗精神病薬との併用が問題となる場合は，せん妄状態への抗精神病薬の投薬治療であり，全身状態が安定せず，相互作用の有無を検討した報告はほとんどない。

CYP 系以外の相互作用では，プロカルバジンは弱い MAO 阻害作用がある。フェノチアジン系抗精神病薬，三環系抗うつ薬との併用に注意が必要である。

■文献

1) Friedman, H. S. et al.: Irinotecan therapy in adults with recurrent or progressive malignant glioma. J. Clin. Oncol., 17(5): 1516–1525, 1999.
2) Grossman, S. A. et al.: Increased 9-aminocamptothecin dose requirements in patients on anticonvulsants. NABTT CNS Consortium. The New Approaches to Brain Tumor Therapy. Cancer Chemother. Pharmacol., 42(2): 118–

126, 1998.

3) Rodman, J. H. et al.: Altered etoposide pharmacokinetics and time to engraftment in pediatric patients undergoing autologous bone marrow transplantation. J. Clin. Oncol., 12(11): 2390–2397, 1994.

4) Villikka, K. et al.: Cytochrome P450-inducing antiepileptics increase the clearance of vincristine in patients with brain tumors. Clin. Pharmacol. Ther., 66(6): 589–593, 1999.

5) Borges, S. et al.: Quantitative effect of CYP2D6 genotype and inhibitors on tamoxifen metabolism: implication for optimization of breast cancer treatment. Clin. Pharmacol. Ther., 80(1): 61–74, 2006.

6) Goetz, M. P. et al.: The impact of cytochrome P450 2D6 metabolism in women receiving adjuvant tamoxifen. Breast Cancer Res. Treat., 101(1): 113–121, 2007.

7) Jin, Y. et al.: CYP2D6 genotype, antidepressant use, and tamoxifen metabolism during adjuvant breast cancer treatment. J. Natl. Cancer Inst., 97(1): 30–39, 2005.

8) Fetell, M. R. et al.: Preirradiation paclitaxel in glioblastoma multiforme: efficacy, pharmacology, and drug interactions. New Approaches to Brain Tumor Therapy Central Nervous System Consortium. J. Clin. Oncol., 15(9): 3121–3128, 1997.

9) Chang, S. M. et al.: Phase I study of paclitaxel in patients with recurrent malignant glioma: a North American Brain Tumor Consortium report. J. Clin. Oncol., 16(6): 2188–2194, 1998.

10) Vecht, C. J., Wagner, G. L., Wilms, E. B.: Interactions between antiepileptic and chemotherapeutic drugs. Lancet Neurol., 2(7): 404–409, 2003.

11) Bourg, V. et al.: Nitroso-urea-cisplatin-based chemotherapy associated with valproate: increase of haema-

tologic toxicity. Ann. Oncol., 12(2): 217–219, 2001.

12) Ghosh, C. et al.: Fluctuation of serum phenytoin concentrations during autologous bone marrow transplant for primary central nervous system tumors. J. Neurooncol., 12(1): 25–32, 1992.

13) Grossman, S. A., Sheidler, V. R., Gilbert, M. R.: Decreased phenytoin levels in patients receiving chemotherapy. Am. J. Med., 87(5): 505–510, 1989.

14) Dofferhoff, A. S. et al.: Decreased phenytoin level after carboplatin treatment. Am. J. Med., 89(2): 247–248, 1990.

15) Schroder, H., Ostergaard, J. R.: Interference of high-dose methotrexate in the metabolism of valproate? Pediatr. Hematol. Oncol., 11(4): 445–449, 1994.

16) Gattis, W. A., May, D. B.: Possible interaction involving phenytoin, dexamethasone, and antineoplastic agents: a case report and review. Ann. Pharmacother., 30(5): 520–526, 1996.

17) Lackner, T. E.: Interaction of dexamethasone with phenytoin. Pharmacotherapy, 11(4):344–347, 1991.

18) Wong, D. D. et al.: Phenytoin-dexamethasone: a possible drug-drug interaction. JAMA, 254(15): 2062–2063, 1985.

19) Rabinowicz, A. L. et al.: High-dose tamoxifen in treatment of brain tumors: interaction with antiepileptic drugs. Epilepsia, 36(5): 513–515, 1995.

第2章 膠原病，リウマチ疾患

相互作用の一覧表は p.170～171

1. 膠原病に対する治療薬

膠原病の薬物療法としては糖質コルチコイドを含めた免疫抑制剤や金製剤など，さまざまな薬剤が使用される。代表的なものとしては，関節リウマチの薬物（disease modifying antirheumatic drugs：DMARD）治療があげられる。その分類と各種薬剤を表2.1に示す。

関節リウマチ以外の膠原病疾患に対する治療薬およびその適応の詳細については後述することとするが，特にシクロホスファミド（エンドキサン®）やサイクロスポリン（サンディミュン®，ネオーラル®），アザチオプリン（イムラン®）が臨床場面で用いられる。サイクロスポリ

■表2.1　抗リウマチ薬

分類	一般名	商品名
金製剤	金チオリンゴ酸ナトリウム	シオゾール
	アウラノフィン	リドーラ
SH基剤	D−ペニシラミン	メタルカプターゼ
	ブシラミン	リマチル
代謝拮抗薬	メトトレキサート	リウマトレックス
	タクロリムス	プログラフ
その他	サラゾスルファピリジン	アザルフィジン

ン，タクロリムス，シクロホスファミド，アザチオプリン，メトトレキサート，ミゾリビン，ヒトモノクローナル抗体はいわゆる「免疫抑制剤」と称されるが，免疫抑制剤に関する総説では，糖質コルチコイドも含めて記載されていることが多い[1,2)]。

2. 免疫抑制剤における薬物相互作用の重要性

膠原病領域で用いられる薬剤の中において，免疫抑制剤は大きな役割を占めているが，本薬剤が移植手術後の拒絶反応予防や抗悪性腫瘍薬としての効能を有していることから，欧米と同様，免疫抑制剤は，各種疾患領域を超えた薬剤としての地位を確立しつつある。

免疫抑制剤を使用する臨床場面では多剤併用となることが多いため，医療スタッフは患者への対処に難渋することになる。

一方，膠原病や悪性新生物，臓器移植を受けた患者は，原疾患や薬剤による生物学的要因と，身体疾患に罹患したことによる心理社会的要因が重なり，さまざまな精神症状を呈しやすい[3,4)]。そのため，精神科スタッフは向精神薬を投与する際は，患者の精神状態のみならず，薬物相互作用や身体的予備能を把握した上で，向精神薬の投与量を決定する必要がある。

3. チトクローム P450 と薬物相互作用

薬剤の代謝は肝臓における酸化反応およびグルクロン酸抱合によって，水溶性の高い薬剤に変化し，排出されるという過程を経るが，この，肝臓内での酸化反応においては，チトクローム P450（CYP）が触媒酵素として大きな役割を果たす。CYP は複数の分子種が存在し，薬剤ごとに代謝触媒を受ける CYP は異なるが，複数の薬剤を使用する際，これら薬剤が同じ CYP 種による代謝がなされた場合，薬物代謝が競合する可能性がある。各種 CYP において代謝，阻害もしくは誘導しうる薬剤を表 2.2[5] に示す。

精神科領域の薬剤について，薬物相互作用の観点から注意すべきことは，抗けいれん薬，特にカルバマゼピン，フェニトイン，バルビツレートが一部の CYP の誘導薬として，一部の選択的セロトニン再取り込み阻害薬（selective serotonin reuptake inhibitor：SSRI）が一部の CYP の阻害薬として働くという点にある。

したがって，CYP を誘導もしくは阻害，競合する向精神薬と各種免疫抑制剤，抗リウマチ薬を併用する場合，向精神薬の投与量や薬物血中濃度の測定頻度の設定が問題となる。しかしながら，性別や体重，年齢，CYP の代謝能（人種差で大幅に異なる），身体疾患の活動性といった因子が重なり，一定の指針を作ることは実は困難である。

身体疾患治療薬の効果に影響を与えるであろう向精神薬を用いる場合，精神科医と他科医師，看護スタッフはまず，①各種薬剤の血中濃度，②現在投与中である各種薬剤の量，③予想される抗リウマチ薬や免疫抑制剤の副作用，④副作用の有無を含めた現在の臨床像，といった情報を共有することが，先に述べた薬剤投与量や血中濃度の測定頻度の設定計画の立案における目安になるのではないかと考える。

■表 2.2

CYP			
Subfamily	1A2	2C19	2C9
基質	アミトリプチリン	プロトンポンプ阻害薬	NSAIDs
	クロミプラミン	ランソプラゾール	ジクロフェナク
	イミプラミン	オメプラゾール	イブプロフェン
	フルボキサミン	抗てんかん薬	メロキシカム
	ハロペリドール	ジアゼパム	ピロキシカム
	ナプロキセン	フェニトイン	スプロフェン
	アセトアミノフェン		トルブタミド
	プロプラノロール	シクロホスファミド	
	リルゾール	クロミプラミンシ	ロサルタン
	ロピバカイン	イミプラミン	アミトリプチリン
	タクリン	インドメタシン	フルバスタチン
	テオフィリン	ネルフィナビル	フェニトイン
	ベラパミル	プリミドン	タモキシフェン
	ワーファリン	プロプラノロール	ワーファリン
	ゾルミトリプタン	ワーファリン	
Subfamily	1A2	2C19	2C9
阻害物質	アミオダロン	シメチジン	アミオダロン
	シメチジン	フルボキサミン	フルコナゾール
	フルボキサミン	インドメタシン	フルバスタチン
	メトキサレン	ケトコナゾール	フルボキサミン
	チクロピシン	ランソプラゾール	イソニアジド

CYP	
2D6	3A4，5，7
β 受容体遮断薬	マクロライド系抗生物質
カルベジロール	クラリスロマイシン
メトプロロール	エリスロマイシン
プロパフェノン	ベンゾジアゼピン
チモロール	アルプラゾラム，ミダゾラム
抗うつ薬	ジアゼパム，トリアゾラム
クロミプラミン	抗 HIV 薬
イミプラミン	インジナビル，リトナビル
パロキセチン	ネルフィナビル，サキナビル
抗精神病薬	カルシウムチャネル受容体遮断薬
ハロペリドール	アムロジピン，フェロジピン
ペルフェナジン	ジルチアゼム，ニフェジピン
リスペリドン	ニソルジピン，ベラパミル
チオリダジン	ニトレンジピン
アルプレノロール	カフェイン，シサプリド
クロルフェニラミン	シンバスタチン
クロルプロマジン	コカイン，フェンタニル
コデイン，フレカイニド	コデイン，ゾルピデム
デキストロメトルファン	デキストロメトルファン
フルボキサミン	ハロペリドール，キニジン
リドカイン，トラマドール	リドカイン，イリノテカン
メトクロパミド	メサドン，パクリタキヤル
メトキシフェリミン	ピモジド，トラゾドン
メキシレイン	プロプラノロール
ノルトリプチリン	ンルデナフィル，タモキシフェン
オンダンセトロン	ビンクリスチン
プロプラノロール	サイクロスポリン
タモキシフェン	クロルフェニラミン
2D6	3A4，5，7
アミオダロン，キニジン	抗 HIV 薬
クロルプロマジン	デラビルジン，インジナビル
クロルフェニラミン	ネルフィナビル，リトナビル
シメチジン，パロキセチン	グレープフルーツジュース
クロミプラミン	アミオダロン，シメチジン

Subfamily	1A2	2C19	2C9
阻害物質〈つづき〉		パロキセチン	プロベネシド
		プロベネシド	ザフイルルガスト
		チクロピジン	スルファメトキサゾール
Subfamily	1A2	2C19	2C9
誘導薬	オメプラゾール	リファンピシン	リファンピシン
	喫煙	カルバマゼピン	

4. 各種免疫抑制剤，抗リウマチ薬と向精神薬との薬物相互作用

1) 糖質コルチコイド（副腎皮質ホルモン）

副腎皮質束状層においてコレステロールから生合成されるホルモンの総称であるが，人工的に合成するものも含める。免疫抑制や抗炎症作用を有する薬剤として，膠原病のみならず，さまざまな領域において，現在でも広く用いられている。薬物力価や血漿半減期によってさまざまな種類の糖質コルチコイドがあり，表 2.3 に示す。各種ステロイド薬の使い分けについては成書を参照されたい。

糖質コルチコイドは CYP3A4 によって代謝される。現在のところ，CYP3A4 阻害作用をもつ SSRI の併用に伴う薬物動態や臨床症状の変化に関連する報告はみとめられていないが，糖質コルチコイドが CYP3A4 で代謝されるということが明らかにされている以上，CYP3A4 阻害作用をもつ SSRI は使用を控えたほうがよいと考えられる。

2D6	3A4，5，7
ドキソルビシン	クラリスロマイシン
ハロペリドール，	エリスロマイシン
レボメプロマジン	ジルチアゼム，イトラコナゾール
メトクロプラミド	フルコナゾール，ケトコナゾール
メサドン，ペルフェナジン	ノルフロキサシン
ラニチジン，リトナビル	フルボキサミン
テルビナビル	
2D6	3A4，5，7
	エファビレンツ，ネビラピン
	バルビツレート，フェニトイン
	カルバマゼピン，リファンピシン
	フェノバルビタール

一方で，CYP3A4の酵素誘導作用を有する抗けいれん薬（カルバマゼピン，フェニトイン，バルビツレート）との併用においては糖質コルチコイドの反応性を低下させ，特に臓器移植の領域においては拒絶反応の一因となり，海外では多くの症例報告がなされている[1,2]。本邦における糖質コルチコイドと抗けいれん薬の相互作用による有害事象報告として，佐藤ら[6]による，複雑部分発作のためにカルバマゼピンを服用していた患者がリウマチ性多発筋痛症を併発し，プレドニゾロンを投与しても効果がなく，やむをえずカルバマゼピンからバルプロ酸に置換したところ，炎症症状が改善したという症例がある。

川合[7]は糖質コルチコイドと上記抗けいれん薬を併用する場合は，デキサメタゾン，プレドニゾロン，ヒドロコルチゾンについて各々5倍，2倍，1.2倍量を使用することを推奨し，膠原病関連領域では1つの目安とされているが，抗けいれん薬の投与量や血中濃度によっても糖質コルチコイドの反応性は変化すると考えられ，臨床像

■表 2.3　合成ステロイド薬の種類（内服・注射など全身投

商品名	ステロイド成分名	ステロイド種類
コートリル	ヒドロコルチゾン	コルチゾール
ソルコーテフ	コハク酸ヒドロコルチゾン	
サクシゾン		
プレドニン	プレドニゾロン	プレドニゾロン
プレドニゾロン		
メドロール	メチルプレドニゾロン	
ソルメドロール	コハク酸メチルプレドニゾロン	
レダコート	トリアムシノロン	トリアムシノロン
ケナコルトA	トリアムシノロンアセトニド	
オルガドロン	デキサメタゾン	デキサメタゾン
デカドロン		
リンデロン	ベタメタゾン	ベタメタゾン

を観察しながら適宜調節を行うべきであろう。

糖質コルチコイドとフェニトインの併用は，その作用機序は明らかにされていないが，フェニトインの血中濃度を不安定にさせる可能性がある[8]。Lackner[9]は，10mg/kg のフェニトインとデキサメタゾンの投与を受けていた患者が，デキサメタゾンの中断により，フェニトインの血中濃度が3倍に増加したという症例を報告し，Lawson ら[10]は 23 人のデキサメタゾンとフェニトインを併用した患者群と，15 人のフェニトイン単独投与群のフェニトイン血中濃度を比較した報告をしており，前者のほうがフェニトイン濃度が有意に高かったと述べる。すなわち，やむをえずデキサメタゾンとフェニトインを併用する場合，フェニトイン血中濃度をこまやかに測定しつつ，フェニトインの併用による糖質コルチコイドの

与に適用)

<table>
<tr><th>ヒドロコルチゾンを1とした力価</th><th>半減期（時）</th><th>分類</th></tr>
<tr><td>1</td><td>8～12</td><td>短時間作用型</td></tr>
<tr><td>4</td><td rowspan="2">12～36</td><td rowspan="3">中時間作用型</td></tr>
<tr><td rowspan="2">5</td></tr>
<tr><td>24～48</td></tr>
<tr><td>25</td><td>36～54</td><td>長時間作用型</td></tr>
</table>

作用減弱が生じることによる原疾患の悪化が生じていないか，いっそうの注意が求められることになる。

2）サイクロスポリン

サイクロスポリン（サンディミュン®，ネオーラル®）は 11 個のアミノ酸より構成され，T 細胞の活動を抑制する。移植後の拒絶反応予防以外にも，難治性乾癬，重症再生不良性貧血，眼症状を伴うベーチェット病，本邦ではステロイド抵抗性ネフローゼ症候群に健康保険適応がある。本剤の特徴として，至適血中濃度の幅が狭く，血中トラフ値を測定し，投与量を調節する必要がある。中毒域では腎機能低下や肝および膵炎，意識障害やけいれんといった中枢神経症状といった副作用などがみとめられる。サイクロスポリンは CYP3A4 にて代謝されるが，CYP3A4の阻害薬および誘導薬により容易に薬物動態が変化するため，これらの注意を喚起した文献は海外では多くみられる。

新規抗うつ薬の多くはCYP阻害作用を有するが，Vellaら[11]は腎移植後にサイクロスポリンを投与されていた62歳の女性が抑うつ状態に陥り，かかりつけ医師よりフルボキサミン100mg/日を処方され，2週間服用したところ，振戦が出現，サイクロスポリンの血中濃度が中毒域にまで達し，血中クレアチニン値が上昇した症例を報告している。サイクロスポリンの投与中の患者においてはCYP3A4阻害作用を有する新規抗うつ薬の処方は避けたほうがよいと考えられる。

糖質コルチコイドと同様にCYP3A4の酵素誘導作用を有する一部の抗けいれん薬（カルバマゼピン，フェニトイン，バルビツレート）との併用はサイクロスポリンの血中濃度を低下させる[1]。Cooneyら[12]は腎移植後の児童を対象に，サイクロスポリンとカルバマゼピンを服用中の3人とサイクロスポリン単独投与3人の血中サイクロスポリン薬物動態を調べており，最高血漿濃度，消失半減期，トラフ値全てにおいて併用群のほうが低下していたと報告している。西岡ら[13]は腎臓移植後の急性拒絶反応に伴う脳浮腫によるけいれん発作に対し，フェノバルビタール200mg/日を約40日間投与した15歳の男児について，術後10～47日までサイクロスポリンのトラフ値が測定感度以下になったことを述べ，Hillebrandら[14]はカルバマゼピンの併用に伴う腎移植後のサイクロスポリンの血中濃度低下に対し，抗けいれん薬をバルプロ酸に置換したところ，トラフ値が安定したことを報告している。

以上より，サイクロスポリン投与中の患者においてカルバマゼピン，フェニトイン，バルビツレートの投与を行う場合，サイクロスポリンの血中濃度の測定をいっそう頻回に行う必要がある。

また，サイクロスポリンは腎機能障害の副作用頻度が高く，同様に尿細管に障害をもたらすリチウムとの併用により，血中尿素窒素およびクレアチニン値が上昇したとする報告がある[15]。

3）タクロリムス

タクロリムス（プログラフ®）はマクロライド構造をもち，IL-2 などのサイトカインの分泌を抑制することにより，細胞障害性 T 細胞の分化を阻害する。臓器移植の拒絶反応予防効果以外にも，重症筋無力症や関節リウマチ，ループス腎炎への適応がある。本薬剤もサイクロスポリンと同様に至適血中濃度の幅が狭い。副作用としては腎不全，心機能障害，中枢神経障害（タクロリムス脳症）などがあり，血中濃度の測定が必要となる。

タクロリムスはサイクロスポリンと同様に CYP3A4 で代謝を受けるため，CYP3A4 の阻害薬および誘導薬による薬物動態の変化が起こりうる。Christians ら[16]は新規抗うつ薬，特に CYP3A4 阻害作用の強いフルボキサミンとの併用について注意を促している。Campo ら[17]は腎移植後にタクロリムスを投与中，抑うつ状態に陥り，ネファゾドンを 4 週間投与された後，タクロリムス血中濃度が中毒域に達した結果，血中クレアチニン値が 1.2mg/dl から 2.4mg/dl に上昇した症例を報告している。サイクロスポリンと同様，タクロリムスとCYP3A4を強く阻害する作用のある抗うつ薬の併用は避けるべきである。

一方，CYP3A4の誘導作用をもつカルバマゼピン，フェニトイン，バルビツレートはタクロリムスの濃度を低下させる可能性がある。本邦では根本ら[18]による生体肝移植の後，原因不明の白質脳症を呈したため，フェノバルビタールを投与したところ，トラフ値の維持に3倍量のタクロリムスの投与を余儀なくされた女児の症例報告がある。

したがって，タクロリムスとカルバマゼピン，フェニトイン，バルビツレートを同時に用いる場合，タクロリムス血中濃度測定の頻度を増やし，臨床像の変化にさらに注意する必要がある。

4) シクロホスファミド

シクロホスファミド（エンドキサン®）はアルキル化剤に分類され，抗悪性腫瘍薬としての効能以外に，膠原病領域では特に重症のSLE患者（中枢や腎病変を有するもの）において，パルス療法が施行されることが多い。プロドラッグであり，各種CYP種（特にCYP2B6）により4–ヒドロキシシクロホスファミドに酸化された後，細胞内でホスホラミド・マスタードとアクロレインに分解される。ホスホラミド・マスタードはDNA塩基と共有結合できるアルキル基部位をもち，特にグアニンと結合することでDNAの複製を妨げる[19]。精神科領域の薬剤との相互作用については，Jongeら[20]が胚細胞癌に対しシクロホスファミドも含めた化学療法を2クール施行された42歳の症例を報告しており，フェニトインを併用した２クール目の 4–ヒドロキシシクロホスファミドの濃度曲線下面積は，フェニトインを併用しなかった１クール目に比して 50％増加していたと述べている。すなわち，フェニトインが CYP2B6 の活性を誘導[21]し，シクロホスファミドの代謝を促した可能性が示唆される。

5）アザチオプリン

アザチオプリン（イムラン®）は生体内で 6–メルカプトプリン（6–MP）に分解され，細胞内に取り込まれた 6–MP は 6–チオグアニンヌクレオチドに変化した後，DNA へ取り込まれ核酸合成を阻害する。臓器移植後の拒絶反応予防以外にも潰瘍性大腸炎やクローン病への保険適応がある。本薬剤はチオプリンメチルトランスフェラーゼによる代謝経路以外は解明されておらず，精神科領域の薬物相互作用に関する報告も現時点ではみとめられない[2]。

6）メトトレキサート

メトトレキサート（リウマトレックス®）は関節リウマチ，急性および慢性白血病，胞状奇胎などの絨毛性疾患に適応があり，本邦では関節リウマチにおける薬物療法の第１選択薬として使用されている。メトトレキサートは葉酸代謝拮抗薬であり，葉酸のジヒドロ葉酸からテトラヒドロ葉酸に還元する酵素であるジヒドロ葉酸レダクターゼを阻害し，テトラヒドロ葉酸を消失させ，さらにデオキシウリジル酸のチミジル酸への移行過程を阻害して DNA および RNA の合成を抑制するという作用機序を有する。

本薬剤は80～90％が未変化体のまま尿中に排出されるが，Relling ら[22]は716人の急性リンパ性白血病に罹患した児童のうち，30日以上カルバマゼピン，フェニトイン，バルビツレートが投与されていた40例はメトトレキサートを含めた抗腫瘍剤のクリアランスが増加し，特にB細胞白血病患者の生存率を低下させたと述べている。

7）サラゾスルファピリジン

サラゾスルファピリジン（サラゾピリン®，アザルフィジン®）は潰瘍性大腸炎および慢性関節リウマチに対する保険適応があり，T細胞からのIL-1, 2および6の産生を抑制する。その代謝は大部分が大腸においてスルファピリジンと5-アミノサリチル酸に分解される。現時点では精神科領域の薬剤との相互作用を報告した報告はみとめられない。

8）生物学的製剤（ヒトモノクローナル抗体）

生物学的製剤は主に関節リウマチの治療領域において，新たに注目されている製剤である。特定のサイトカインの抗体に関連するヒト遺伝子を，遺伝子組換え技術により，げっ歯類の細胞内に取り込ませ，目的とする抗体を産生させる。本邦で慢性関節リウマチに対し用いられる生物学的製剤としては，抗TNFα モノクローナル抗体としてのインフリキシマブ（レミケード®），アダリムマブ（ヒュミラ®）や，抗TNFα/LTα 受容体抗体エタネルセプト（エンブレル®），抗IL-6受容体抗体トシリズマブ（アクテムラ®），抗CD20抗体リツキシマブ（リツキサン®）が上梓されている。

本薬剤は細網内皮系により貪食，分解されるため，向精神薬との薬物相互作用は報告されていないが，特にIL-6を主とするサイトカインがCYPの発現量を抑制することが報告されている[23,24]。寺尾ら[25]は，慢性関節リウマチ患者31例にトシリズマブを投与したところ，CYP3A4の基質となるデキストロルファン濃度が有意に低下したことを報告している。すなわち，これらモノクローナル抗体の使用による炎症反応の改善が，一部の分子種のCYP活性を回復させ，薬物代謝に影響を与える可能性が示唆される。

9）SH製剤

本邦ではD-ペニシラミン（メタルカプターゼ®），ブシラミン（リマチル®）が発売されている。化学構造中にS-H基を有し，重金属のキレート剤としての作用がある他，免疫複合体の開裂，Tリンパ球活性抑制作用を有し，現在でも本邦ではブシラミンは慢性関節リウマチの治療薬として広く使用されている。本剤は代謝経路が詳細に解明されておらず，精神科領域における薬剤との相互作用に関する報告はみられない。

10）金製剤

わが国では，金チオリンゴ酸ナトリウム（シオゾール®），オーラノフィン（リドーラ®）が代表的な有機金化合物である。古くから関節リウマチに対する薬剤として使用されているが，その作用機序は未だ不明である。金そのものは代謝されず，ほとんどが便中に排出される。しかしながら，Hochberg[26)]による関節リウマチ患者に対するD–ペニシラミンとオーラノフィンの臨床効果を比較した試験において，てんかんの既往があり，フェニトインを服用していた患者がオーラノフィンの投与がなされた後，フェニトインの血中濃度が中毒域まで上昇したという有害事象が1例認められたという報告があり，添付文書上では「併用注意」とされているが，その作用機序は明らかでない。

5. まとめ

免疫抑制剤を主とした膠原病治療薬と精神科領域の薬剤の相互作用について，概説した。特に本章ではCYP阻害および誘導作用のある精神科領域の薬剤について強調したが，同じCYPの分子種で競合する薬剤においても注意が必要である。血中濃度が測定可能な薬剤であれば，可能な限り測定を行いつつ，副作用も含めた臨床症状の経過観察が必要とされる。

■文献

1）Fireman, M., DiMartini, A. F., Armstrong, S. C. et al.: Immunosuppressants. Psychosomatics, 45: 354–360, 2004.
2）Cozza, K. L., Armstrong, S. C., Oesterheld, J.: Concise guide to Drug Interaction Principles for Medical Practice: Cytochrome P450s, UGTs, P-glycoproteins, 2nd edition. Arlington, Va, American Psychiatric Publishing, 2003.
3）Trzepacz, P. T., Levenson, J. L., Tringali, R. A.: Psychopharmacology and neuropsychiatric syndromes in organ

transplantation. Gen. Hosp. Psychiatry, 13: 233–245, 1991.
4）中河原通夫：膠原病とうつ病．成人病と生活習慣病，36: 323–326, 2006.
5）Drug ineractions. http:/medicine.iupui.edu/flockhart/
6）佐藤晶，堅田慎一，佐藤正久 他：カルバマゼピン中止後にステロイド反応性が改善した難治性リウマチ性多発筋痛症の１例．脳神経，56: 61–63, 2004.
7）川合眞一：相互作用－ステロイドを効かなくさせる薬－．臨床研修プラクティス，5: 18–19, 2008.
8）Vecht, C. J., Wagner, G. L., Wilms, E. B.: Interactions between antiepileptic and chemotherapeutic drugs. Lancet Neurol., 2: 404–409, 2003.
9）Lackner, T. E.: Interaction of dexamethasone with phenytoin. Pharmacotherapy, 11: 344–347, 1991.
10）Lawson, L. A., Blouin, R. A., Smith, R. B. et al.: Phenytoin-dexamethasone interaction: a previously unreported observation. Surg. Neurol., 16: 23–24, 1981.
11）Vella, J. P., Sayegh, M. H.: Interactions between cyclosporine and newer antidepressant medications. Am. J. Kidney Dis., 31: 320–323, 1998.
12）Cooney, G. F., Mochon, M., Kaiser, B. et al.: Effects of carbamazepine on cyclosporine metabolism in pediatric renal transplant recipients. Pharmacotherapy, 15: 353–356, 1995.
13）西岡伯，池上雅久，今西正昭 他：Phenobarbitalとの相互作用によってCiclosporin血中濃度低下を示した生体腎移植の１例．泌尿紀要，36: 447–450, 1990.
14）Hillebrand, G., Castro, L. A., van Scheidt, W. et al.: Valproate for epilepsy in renal transplant recipients receiving cyclosporine. Transplantation, 43: 915–916, 1987.
15）淵上学，岡本泰昌，篠原清美 他：LithiumとCyclospo-

rinの併用療法中にlithium投与中止を余儀なくされた，強皮症を伴った双極性障害の1例．精神医学，48: 1233-1236, 2006.
16）Christians, U., Jacobsen, W., Benet, L. Z. et al.: Mechanisms of clinically relevant drug interactions associated with tacrolimus. Clin. Pharmacokinet., 41: 813-851, 2002.
17）Campo, J. V., Smith, C., Perel, J. M.: Tacrolimus toxic reaction associated with the use of nefazodone: paroxetine as an alternative agent. Arch. Gen. Psychiatry, 55: 1050-1052. 1998.
18）根本洋，緑川武正，吉澤康男 他：Phenobarbitalとtacrolimusに薬物相互作用がみられた1生体肝移植例．今日の移植，13: 467-471, 2000.
19）de Jonge, M. E., Huitema, A. D., Rodenhuis, S. et al.: Clinical pharmacokinetics of cyclophosphamide. Clin. Pharmacokinet., 44: 1135-1164, 2005.
20）de Jonge, M. E., Huitema, A. D., van Dam, S. M. et al.: Significant induction of cyclophosphamide and thiotepa metabolism by phenytoin. Cancer Chemother. Pharmacol., 55: 507-510, 2005.
21）Wang, H., Faucette, S. R., Gilbert, D. et al.: Glucocorticoid receptor enhancement of pregnane X receptor-mediated CYP2B6 regulation in primary human hepatocytes. Drug Metab. Dispos., 31: 620-630, 2003.
22）Relling, M. V., Pui, C. H., Sandlund, J. T. et al.: Adverse effect of anticonvulsants on efficacy of chemotherapy for acute lymphoblastic leukaemia. Lancet, 356: 285-290, 2000.
23）Rivory, L. P., Slaviero, K. A., Clarke, S. J.: Hepatic cytochrome P450 3A drug metabolism is reduced in cancer patients who have an acute-phase response. Br. J. Cancer, 87: 277-280, 2002.

24) Warren, G. W., van Ess, P. J., Watson, A. M. et al.: Cytochrome P450 and antioxidant activity in interleukin-6 knockout mice after induction of the acute-phase response. J. Interferon Cytokine Res., 21(10): 821–826, 2001.
25) 寺尾公男，都留知巳，洲崎みどり 他：関節リウマチ患者におけるTocilizumab投与によるIL–6シグナル伝達阻害のCYP3A4およびCYP2C19発現量への影響．臨床薬理，38: S236, 2007.
26) Hochberg, M. C.: Auranofin or D–penicillamine in the treatment of rheumatoid arthritis. Ann. Intern. Med., 105: 528–535, 1986.

第3章

糖尿病，高脂血症，内分泌疾患

相互作用の一覧表は p.172～175

1. 主な内分泌代謝疾患

内分泌疾患の代表格は周知のごとく糖尿病である。厚生労働省の推計（2002年）によると，わが国における糖尿病患者数は，その可能性を否定できない者も合わせると1,600万人を優に超えるとされ，国民の10人に1人以上が罹患していると考えられている。

そのため，糖尿病との併存率の高い高脂血症，高尿酸血症・痛風も患者数が多く，高脂血症は，境界値を示す予備軍も入れると，実に2200万人，無症候性高尿酸血症が約500万人，痛風も約50万人と推定されている。

本章では，これら患者数の多い代表的な内分泌疾患である糖尿病，高脂血症，痛風に対する治療薬と向精神薬との相互作用について，主として医薬品添付文書の情報をもとに概説する。

2. 糖尿病における精神疾患の合併

糖尿病と一般精神疾患の合併について知ることは，慢性疾患のマネジメント，糖尿病の転帰への悪影響などの観点からも重要である。

1）統合失調症

統合失調症患者の糖尿病有病率は一貫しておよそ15％とされるが，一般人の糖尿病有病率は2～3％にすぎない[1)]。この差異の多くはおそらく生活習慣に，いくらかは定型あるいは非定型抗精神病薬治療による代謝への悪影響によると推測されている[1)]。

ただ統合失調症患者においては，抗精神病薬治療の前から耐糖能異常があることが指摘されており，現在では耐糖能異常は治療とは独立しているとの見解もある[2,3)]。

統合失調症患者に糖尿病の家族歴が多いことも，両者併存の何らかの特異的なメカニズムの潜在をうかがわせる[1)]。

2）抑うつ

抑うつと糖尿病の関連についての20本の研究（うち11本が地域住民調査）のメタ解析[4)]によると，抑うつの評価法や研究デザインにかかわらず，抑うつと糖尿病の関連はOR 2.0（95％ CI：1.8～2.2）であった。すなわち，一般健常者に比べて，糖尿病患者では抑うつの合併が平均2.0倍になるということである。

他方，抑うつが糖尿病を引き起こしうる可能性についても議論があり，地域住民大規模コホート調査[5,6)]によると，抑うつは，背景因子，代謝因子，生活習慣の違いを調整してもなお，2型糖尿病の発症リスクを高めていた。しかし，これに否定的な大規模コホート調査[7)]もあり，未診断の糖尿病が抑うつを引き起こす可能性，あるいは抑うつに関する受療行動が糖尿病の診断につながりやすくなる可能性などが指摘されている。

3）不安障害

不安と糖尿病の関連についての５本の研究（うち１本が地域住民調査）の系統的レビュー[8]によると，糖尿病患者で全般性不安障害の有病率は平均13.5%，一般住民では３〜4%であった。抑うつと同様，一般健常者に比べると糖尿病患者では不安障害の合併も明らかに多いことになる。

4）合併精神疾患が治療に及ぼす影響

前述したようなメンタルヘルス不良は，患者にとっては継続困難な生活習慣の維持に悪影響があり[9]，特に統合失調症患者は経口血糖降下療法の遵守不良があり[10]，また抑うつを伴う糖尿病患者は，食事療法，運動療法，経口血糖降下療法の推奨を遵守しない傾向がある[9,11]ことが指摘されている。ロサンゼルスの非白人系サンプルでも，糖尿病患者のアルコール量が減らないとの報告[12]がみられる。

ただし，合併症予防のスクリーニング受診率は気分障害に左右されていなかった[9]。

また，精神疾患（重症も含め）の有無による糖尿病ケアの質の差は，ほとんどの項目でみとめられなかった[13,14]。ただし薬物依存患者についてはケアの質の低下がみとめられた[14]という。

5）合併精神疾患が糖尿病の経過や転帰に及ぼす影響

横断調査によると，抑うつ[15]，不安[16]のいずれも同様に，血糖コントロール不良の原因あるいは結果となりうる。

前方視研究によると，抑うつは血糖コントロール不良に伴う症状に影響を及ぼしているが，これにはセルフケア遵守不良が介在している[17]。

これらのエビデンスから，合併精神疾患が直接的に血糖コントロールに悪影響を及ぼすというよりも，合併精神疾患によってセルフケア能力が低下することで血糖コントロールが不良になると考えられる。

また，糖尿病における抑うつは，網膜症，神経障害，大血管イベント，性機能障害などの合併症に関連することが一貫して報告されている[18]。

大うつ病（HR 2.3），小うつ病（HR 1.7）とも，2 型糖尿病の死亡率と有意に関連している[19]。この関連については，その全てではないにせよ，一部は生活習慣と糖尿病重症度の徹底的な管理によるものであった。

6）糖尿病患者への心理社会的介入

糖尿病患者への心理社会的介入の効果については，必ずしも結果が一致していない。

メタ解析によると，1 型糖尿病の子ども[20]，2 型糖尿病[21]に対する心理社会的介入によって，糖尿病コントロールが改善していた。ただし，これらの解析に用いられたランダム化比較試験への導入基準は，抑うつよりも合併症の危険因子（血糖コントロール不良，肥満，活動性低下など）がベースにあったため，抑うつへの介入にはなっていなかった可能性がある。

米国のプライマリ・ケア・クリニック（9 施設）における大規模調査によると，糖尿病患者に対するエビデンスに基づいた統合的な抑うつ治療（薬物療法，問題解決技法，およびその組合せ）は，通常のプライマリ・ケアと比較して，抑うつに対しては有意な効果がみとめられたものの，血糖コントロールやセルフケアには有意な効果がみとめられなかった[22,23]。

抗うつ薬治療に関する別の小規模RCTでも，抑うつへの効果はあったものの血糖コントロールには効果がみとめられないといった，やはり同様の結果が報告されている[24,25]。

3. 糖尿病に対する治療薬

1）経口血糖降下薬

大まかには，①インスリン抵抗性改善薬（チアゾリジン系：TZD），②α-グルコシダーゼ阻害薬（α-GI），③ビグアナイド薬，④インスリン分泌促進薬（スルホニル尿素系薬，グリニド系薬）の４種類に大別される。

2）インスリン製剤

大まかには，①超速効型，②速効型，③混合型，④中間型，⑤持続型に分類される。最近は特にインスリン自己注射および血糖自己測定（self-monitoring blood glucose：SMBG）が奨励されているので，注射用のデバイスも毎日の注射に耐える負担の少ないものに急速な進歩を遂げつつある。

3）現行の標準的治療

２型糖尿病の病態の基本はインスリン抵抗性にあるので，これを改善することが薬物療法の基本となる。

ただインスリン分泌能も病期によって変化するため，

その病期に最適な薬物選択が必要となるが，その際の注意点は，①高インスリン血症を改善する，②体重増加を防ぐ，③低血糖を起こさない，ことに尽きる[26)]。

具体的には，経口血糖降下薬の調整に始まり，最終的にインスリン注射に導入することとなる。

まず経口血糖降下薬の中でもインスリン非分泌薬から開始して，血糖値の推移をみながら，異なる作用機序の薬剤の併用や，作用効果の強い薬剤への変更を加えるのが標準的である。

しかしその後5～20年で膵臓のβ細胞が疲弊し，血糖コントロールが悪化してくると，多くの症例で5年以内にインスリン注射への導入が必要となる。

最近では，経口血糖降下薬をそのまま継続し，基礎インスリンを注射で補うBOT（basal-supported oral therapy）が外来でも導入しやすい治療法として注目されている[27)]。

4. 相互作用に関する注意点

1）向精神薬による糖尿病への影響

非定型抗精神病薬はおしなべて，糖尿病を悪化させる危険があるとされ，医薬品情報書（いわゆるDI）にも以下のように明記してある。

すなわち，クエチアピン，オランザピンにおいては，そもそも「糖尿病の患者」「糖尿病の既往のある患者」には投与禁忌である。

また，リスペリドン，ペロスピロン，アリピプラゾール，ブロナンセリンでも，「糖尿病またはその既往歴のある患者，あるいは糖尿病の家族歴，高血糖，肥満などの糖尿病の危険因子を有する患者」には慎重投与すべきことが明記され，これらの患者において，「高血糖や糖尿病の悪化があらわれ，糖尿病性ケトアシドーシス，糖尿病性昏睡に至ることがある。口渇，多飲，多尿，頻尿などの症状の発現に注意するとともに，血糖値の測定を行うなど十分な観察を行い，異常がみとめられた場合には，投与を中止し，インスリン製剤の投与などの適切な処置を行うこと」とされる。

2）向精神薬との相互作用

経口血糖降下薬においては，ビグアナイド薬，インスリン分泌促進薬（スルホニル尿素系薬，グリニド系薬）をフェノチアジン系抗精神病薬と併用すると，血糖降下作用が増強するので注意を要する。

全てのインスリン製剤は，三環系抗うつ薬ならびにマプロチリンとの併用で，血糖降下作用が増強する。また，持続型インスリン製剤（インスリングラルギン）はフェノチアジン系抗精神病薬と併用した場合にも，血糖降下作用が増強するとされている。

なお，スルホニル尿素系のグリベンクラミドはマプロチリンとの併用で，同じくトルブタミドはセルトラリンとの併用で血糖降下作用が増強したとの報告がある。

糖尿病治療薬と抗不安薬，抗躁薬，睡眠薬との併用では，特記すべき相互作用は確認されていない。

高脂血症および痛風の治療薬は，向精神薬全般との併用において特記すべき相互作用は確認されていない。

■文献

1) Holt, R. I., Bushe, C., Citrome, L.: Diabetes and schizophrenia 2005: are we any closer to understanding the link? J. Psychopharmacol., 19: 56–65, 2005.

2) Cohn, T. A., Remington, G., Zipursky, R. B. et al.: Insulin resistance and adiponectin levels in drug-free patients with schizophrenia: a preliminary report. Can. J. Psychiatry, 51: 382–386, 2006.

3) Cohen, D., Stolk, R. P., Grobbee, D. E. et al.: Hyperglycemia and diabetes in patients with schizophrenia or schizo-affective disorders. Diabetes Care, 29: 786–791, 2006.

4) Anderson, R. J., Freedland, K. E., Clouse, R. E. et al.: The prevalence of comorbid depression in adults with diabetes: a meta-analysis. Diabetes Care, 24: 1069–1078, 2001.

5) Golden, S. H., Williams, J. E., Ford, D. E. et al.: Depressive symptoms and the risk of type 2 diabetes: the Athero-sclerosis Risk in Communities study. Diabetes Care, 27: 429–435, 2004.

6) Eaton, W. W., Armenian, H., Gallo, J. et al.: Depression and risk for onset of type II diabetes. A prospective population-based study. Diabetes Care, 19: 1097–1102, 1996.

7) Saydah, S. H., Brancati, F. L., Golden, S. H. et al.: Depressive symptoms and the risk of type 2 diabetes mellitus in a US sample. Diabetes Metab. Res. Rev., 19: 202–208, 2003.

8) Grigsby, A. B., Anderson, R. J., Freedland, K. E. et al.: Prevalence of anxiety in adults with diabetes: a systematic review. J. Psychosom. Res., 53: 1053–1060, 2002.

9) Lin, E. H., Katon, W., Von, K. M. et al.: Relationship of depression and diabetes self-care, medication adherence, and preventive care. Diabetes Care, 27: 2154–2160, 2004.

10）Dolder, C. R., Lacro, J. P., Jeste, D. V.: Adherence to antipsychotic and nonpsychiatric medications in middle-aged and older patients with psychotic disorders. Psychosom. Med., 65: 156–162, 2003.
11）Ciechanowski, P. S., Katon, W J., Russo, J. E.: Depression and diabetes: impact of depressive symptoms on adherence, function, and costs. Arch, Intern. Med., 160: 3278–3285, 2000.
12）Johnson, K. H., Bazargan, M., Bing, E. G.: Alcohol consumption and compliance among inner-city minority patients with type 2 diabetes mellitus. Arch. Fam. Med., 9: 964–970, 2000.
13）Jones, L. E., Clarke, W., Carney, C. P.: Receipt of diabetes services by insured adults with and without claims for mental disorders. Med. Care, 42: 1167–1175, 2004.
14）Desai, M. M., Rosenheck, R. A., Druss, B. G. et al.: Mental disorders and quality of diabetes care in the veterans health administration. Am. J. Psychiatry, 159: 1584–1590, 2002.
15）Lustman, P. J., Anderson, R. J., Freedland, K. E. et al.: Depression and poor glycemic control: a meta-analytic review of the literature. Diabetes Care, 23: 934–942, 2000.
16）Anderson, J., Grigsby, A. B., Freedland, K. E. et al.: Anxiety and poor glycemic control: a meta-analytic review of the literature. Int. J. Psychiatry Med., 32（3）: 235–247, 2002.
17）McKellar, J. D., Humphreys, K., Piette, J. D.: Depression increases diabetes symptoms by complicating patients' self-care adherence. Diabetes Educ., 30: 485–492, 2004.
18）de Groot, M., Anderson, R., Freedland, K. E. et al.: Association of depression and diabetes complications: a

meta-analysis. Psychosom. Med., 63: 619–630, 2001.

19) Katon, W. J., Rutter, C., Simon, G. et al.: The association of comorbid depression with mortality in patients with type 2 diabetes. Diabetes Care, 28: 2668–2672, 2005.

20) Winkley, K., Ismail, K., Landau, S. et al.: Psychological interventions to improve glycaemic control in patients with type 1 diabetes: systematic review and meta-analysis of randomised controlled trials. BMJ, 333: 65, 2006.

21) Ismail, K., Winkley, K., Rabe-Hesketh, S.: Systematic review and meta-analysis of randomised controlled trials of psychological interventions to improve glycaemic control in patients with type 2 diabetes. Lancet, 363: 1589–1597, 2004.

22) Katon, W. J., Von, K. M., Lin, E. H. et al.: The Pathways Study: a randomized trial of collaborative care in patients with diabetes and depression. Arch. Gen. Psychiatry, 61: 1042–1049, 2004.

23) Lin, E. H., Katon, W., Rutter, C. et al.: Effects of enhanced depression treatment on diabetes self-care. Ann. Fam. Med., 4: 46–53, 2006.

24) Lustman, P. J., Griffith, L. S., Clouse, R. E. et al.: Effects of nortriptyline on depression and glycemic control in diabetes: results of a double-blind, placebo-controlled trial. Psychosom. Med., 59: 241–250, 1997.

25) Lustman, P. J., Freedland, K. E., Griffith, L. S. et al.: Fluoxetine for depression in diabetes: a randomized double-blind placebo-controlled trial. Diabetes Care, 23: 618–623, 2000.

26) 洪　尚樹：副作用を考慮した薬物療法の選択. 治療, 90: 3083–3087, 2008.

27) 石川和夫：経口薬とインスリンの上手な併用法. 治療, 90: 3088–3093, 2008.

第4章
呼吸器疾患

相互作用の一覧表は p.176～203

1. 呼吸器系への向精神薬の作用

呼吸器疾患治療薬と向精神薬との相互作用を述べる前に，呼吸器疾患がある患者への向精神薬の投与における一般的な注意事項を記す。

筋弛緩作用があるベンゾジアゼピン系薬剤は，呼吸運動を抑制するために血中酸素飽和度を低下させ，二酸化炭素濃度を上昇させることがある。また舌根が沈下するという気道の閉塞が起こることもある[1,2]。また，これと同じようなことが，他の向精神薬においても起こりうる。嚥下機能が悪くなれば，誤嚥性肺炎の原因となりうるし，鎮静効果が長くなれば，すなわち寝ている時間が長くなれば，特に高齢者であれば1日寝ていただけで，容易に誤嚥性肺炎となってしまう。

呼吸器疾患がある場合には，効果とリスクとを十分に考慮して用いる必要がある。呼吸機能が非常に低下しているなどリスクが高い場合には，あえて向精神薬を用いないというのも1つの選択肢であると頭に置いておく。

2. 主な呼吸器疾患

1）肺炎

われわれが遭遇する呼吸器疾患で最も多いのは気管支炎，肺炎などの感染症であろう。肺炎は市中肺炎と院内肺炎とに分けることができる。いずれの治療戦略についても日本呼吸器学会のガイドラインが策定されており，同学会のホームページ（http://www.jrs.or.jp/home/）からダウンロードすることができる。そこには肺炎の概念，診断，重症度判定，外来・入院治療の判断，原因微生物の同定，各原因微生物に応じた抗菌薬の選択法，高齢者での注意事項，誤嚥性肺炎，効果判定など，22章にわたって詳細に記載してある。精神科医療との関わりでは，向精神薬が投与されている臨床現場で，嚥下機能の低下による誤嚥性肺炎によく遭遇する。また，脳機能の低下を伴う高齢者では市中肺炎を起こすだけでせん妄となり，精神症状を主訴として救急外来を受診することもしばしばある。

抗菌薬と向精神薬との相互作用について，一覧表にあげた。

また，肺炎の治療として，ステロイド，免疫抑制剤，G-CSFを併用する場合もあるが，これらとの相互作用については，第2章を参照していただきたい。

肺真菌症では，広域抗菌薬の不適切な使用，ステロイド，免疫抑制剤，抗悪性腫瘍薬の使用中，免疫不全状態などで深在性の真菌感染症が起こりうる。これらの状態になくても，肺結核後や塵肺症，気管支拡張症などで肺構造が破綻して形成された死腔内に真菌が増殖する肺アスペルギルス症などの肺真菌感染症もある。

2) 気管支喘息

気管支喘息は，過敏性をもつ気道が気道の閉塞を伴う慢性的な炎症を呈する病態であり，臨床的には，咳，喘鳴，呼吸困難が主症状である。炎症は好酸球，T 細胞，マスト細胞などの炎症細胞，剥離した気道上皮細胞，線維芽細胞，種々の液性成分が関与する。体内に侵入したアレルゲンに IgE 抗体を介して反応した肥満細胞よりヒスタミンが放出され，プロスタグランディンやロイコトリエンが生成されることで気管支が収縮し，血管の透過性が亢進し，痰の分泌が増加し，喘息発作となる（即時型喘息反応）。一方，好酸球は，種々の刺激（アレルゲン，サイトカイン，補体など）に反応して顆粒中にある傷害性蛋白物質を放出し，気管支粘膜の剥離・破壊を起こす（遅発型喘息反応）。炎症を繰り返すと，繊維物質が増え，気管支を収縮させる平滑筋が肥大し，粘液の分泌腺も増加して気管支壁は厚く硬くなり（リモデリング），気管支内径は次第に狭くなる上に痰の増加によって気流は制限される。このリモデリングが生じてしまうと気道の回復は困難であるため，喘息の治療では気道の炎症を抑えることが重要となる。

気管支喘息の基本的な治療は，気管支の炎症を起こして気管支を収縮させる原因やアレルゲンを除去すること，薬物療法により気管支の炎症を抑えて気管支を拡張し，気流制限と過敏性を改善して日常生活と肺機能を正常化し，患者の QOL を高めることにある。

気管支喘息は，症状（頻度，強度，夜間症状）と呼吸機能（スパイロメトリーにおける１秒率［FEV1］とピークフロー［PEF］）によって重症度分類を行い，その段階に応じた治療法を選択する。気管支喘息が慢性炎症性疾患であるとともに，急性発作を併発することから，薬物療法には長期管理薬（コントローラー）と発作治療薬（リリーバー）の２つを併用する。前者には吸入ステロイド薬，長期作用型の気管支拡張薬と抗アレルギー薬があり，後者には短期間使用の経口ステロイド薬と短時間作用型の気管支拡張薬が用いられる。薬剤の作用機序からは，抗炎症薬と気管支拡張薬の２種類に分けられる。ロイコトリエン拮抗薬とテオフィリン徐放剤は両方の働きをもつ[3,4]。

3）慢性閉塞性肺疾患（COPD）

これも，日本呼吸器学会のホームページからガイドラインをダウンロードできる[5]。慢性閉塞性肺疾患（COPD）とは「有毒な粒子やガスの吸入によって生じた肺の炎症反応に基づく進行性の気流制限を呈する疾患である」と定義されている。これらの肺内病変の進行に伴って，労作性呼吸困難，気道の過剰分泌，その他の多様な全身症状を生じる。これらの症状に加えて長期間の喫煙あるいは職業性粉塵曝露などの COPD 発症の危険因子があれば，スパイロメトリーを行って（FEV1/FVC ＜ 70％であれば COPD）診断を確定する。

COPD では，発症リスク因子の回避と適切な管理により，有効な予防と治療が可能である。その第１にあげられているものは禁煙であり，禁煙は COPD の発症リスクを減らし，進行を止める唯一の最も効果的かつ費用対効果の高い介入方法とされている。禁煙にはニコチン製剤（ニコチネル）が用いられるが，喫煙により CYP1A2

が活性化されるため，喫煙中にイミプラミンなどを服用しており，ニコチン製剤を使用して禁煙を開始した場合には，イミプラミンの作用が増強するおそれがある。

COPD における肺や気道の炎症や進展抑制に有効な薬剤はないが，症状の軽減や増悪を防いで QOL や運動耐容能も向上させる目的で薬物療法が行われる。

COPD に対する薬物療法は気管支拡張薬が主体となり，抗コリン薬，β_2 刺激薬，メチルキサンチンが患者の重症度，治療反応性，副作用などから選択される。吸入ステロイドは安定期においては増悪回数を減少させるといわれており，状態に応じて用いる。増悪期には吸入気管支拡張薬の増量が行われたり，短時間型の β_2 刺激薬が用いられる。経口・経静脈的ステロイドの全身投与は増悪期間を短縮するといわれている。また，感染を併発した場合には，抗菌薬が用いられる。

3. 呼吸器疾患と精神疾患の合併

呼吸器疾患そのものが精神疾患を合併することはない。呼吸器疾患が基礎にあり，これに何かが加わって精神症状を呈することはあるが，その多くがせん妄である。慢性的な肺胞低換気があり，ベンゾジアゼピン系薬剤などで呼吸抑制が加わることで，血中二酸化炭素濃度が上昇して起こる CO_2 ナルコーシスは COPD などで多くみられる。また，脳機能の低下が基礎にあり，肺炎などの身体的侵襲が加わるだけでせん妄を呈することが多い。意識障害があれば，髄膜脳炎も疑う必要がある。肺炎から中枢神経系への感染に発展することは，動静脈シャントなどがなければ非常にまれではあるが，肺結核などで肺組織の破壊が起こっており，動静脈シャントが潜在的に存在する状態であると起こりうる。肺結核後の空洞やブラなどに真菌などが感染すると，これらによる脳炎も起こりうる。その他，免疫能が低下している場合には，さまざまな感染を引き起こす可能性がある。あとは，治療薬の副作用によるせん妄が想定される。明確な結論は出ていないが，タミフルによる行動異常は記憶に新しい。

4. 呼吸器疾患への治療薬

1）抗菌薬

抗菌薬には，βラクタム系，アミノグリコシド系，マクロライド系，ケトライド系，リンコマイシン系，ストレプトグラミン系，テトラサイクリン系，クロラムフェニコール系，ホスホマイシン系，ペプチド系，キノロン系，ニューキノロン系，オキサゾリジン系，サルファ剤，ST 合剤などがある。

抗菌薬の使用は，起炎菌に感受性をもつものを，臓器移行性，身体状況，副作用などを考慮して選択するのが原則である。しかし，実際の臨床場面では，起炎菌が同定されるまで待てないことも多いため，各病態に最も頻度が高い起炎菌に対する抗菌薬を選ぶことになる。たとえば市中肺炎で最も多いのは肺炎球菌であり，通常ペニシリン系薬が第1選択となるし，誤嚥性肺炎の場合は嫌気性菌によることが多く，ペニシリン系薬などを用いる。投与後にその反応性をみながら効果判定をし，別の抗菌薬に変更するか判断して，治療を進める。詳細は専門書を参考にされたし。

2）抗ウイルス薬

ウイルスの核酸合成を阻害することで抗ウイルス作用を発揮するもので，ヘルペスウイルス，サイトメガロウイルス，インフルエンザウイルス，RS ウイルス，SSPE ウイルス，HIV，各ウイルスに対する作用をもつものがある。呼吸器感染症としては，インフルエンザウイルスに対する抗インフルエンザウイルス薬であるオセルタミビル，ザビナビルが最も用いられている。

3）抗真菌薬

真菌の細胞膜の障害や細胞壁・核酸などの合成を阻害することで抗真菌作用を示す。アムホテリシン B は真菌の細胞膜を傷害し，フルシトシンは核酸合成阻害，ミコナゾールなどはエルゴステロールの合成阻害，ミカファンギソンは真菌細胞壁の合成阻害作用をもつ。

4）気管支拡張薬

狭窄した気道を拡張する目的で用いられ，β 刺激薬，テオフィリン薬（キサンチン誘導体），抗コリン薬がある。

β 刺激薬：気道に分布するカテコラミン受容体は β_2 受容体であり，近年の β 刺激薬は選択的に β_2 に作用する。β 受容体を刺激することでアデニル酸シクラーゼを賦活化し，ATP を cAMP に変換し，気管支拡張作用を発現させる。副作用として，動悸，手指振戦，不眠，めまいがあり，また，患者が高血圧，心臓病，甲状腺疾患，糖尿病などを合併している場合は注意を要する。

テオフィリン薬：非特異的なホスホジエステラーゼの

阻害作用，アデノシン受容体（A_1，A_2）拮抗作用，細胞内カルシウムイオン分布調節作用などを有するが，ホスホジエステラーゼによる cAMP から AMP への変換が阻害されることで，気管支拡張作用が発現する。また，テオフィリンは気管支喘息と COPD の気道炎症に対する抗炎症作用があるともいわれている。その他，横隔膜筋の収縮力増強と呼吸中枢刺激作用ももつといわれている。副作用には，動悸や不整脈，吐き気と腹痛，不眠やけいれんなどがあり，血中濃度を測定すること（有効血中濃度 8～20 μg/ml）で安全に使用することができる。

抗コリン薬：アセチルコリンがムスカリン受容体（M_3）に作用するのを阻害して気管支拡張作用を示す。近年の抗コリン薬は従来の難点であった，気道の粘稠度《ねんちょうど》を高めない薬剤が出現し，用いられるようになった。

5）抗アレルギー薬

即時型喘息反応に関与する化学伝達物質の遊離・作用を調節する薬剤を総称して抗アレルギー薬という。作用機序により，メディエーター遊離抑制薬，ヒスタミン拮抗薬，トロンボキサン合成阻害・拮抗薬，ロイコトリエン受容体遮断薬とサイトカイン阻害薬に分けられる。その名のとおり，即時型アレルギー反応に関与する各ケミカルメディエーターの合成を阻害したり，受容体への拮抗作用を示したりすることで，アレルギー反応を抑える。トロンボキサン A_2（TXA_2）合成阻害・拮抗薬は抗炎症作用をもち，ロイコトリエン受容体遮断薬は気管支拡張作用をもつといわれる。

6）その他の呼吸器疾患に用いられる薬剤

鎮咳薬：咳中枢の閾値を下げて咳反射を抑制する。麻薬性のものと非麻薬性のものがある。また，鎮咳去痰薬配合剤の中には，非麻薬系鎮咳薬の他，エフェドリン類の気管支拡張薬，アセトアミノフェンなどの抗炎症薬などを含み，特にカフコデ®にはブロムワレリル尿素まで含まれており，使用には慎重になるべきであろう。

去痰薬：気道分泌促進薬と気道粘液溶解薬は痰の粘稠度を低下させ，気道粘液修復薬は気道粘液の正常化を図り，気道潤滑薬や界面活性薬は痰の喀出を円滑にさせる。

呼吸促進薬：肺胞低換気に伴う低酸素血症や高炭酸ガス血症を改善させる目的で用いる。COPD における慢性呼吸不全に対して，アセタゾラミドやドキサプラムが用いられる。アセタゾラミドは睡眠時無呼吸症候群の適応にもなっている。

5.　相互作用に関する注意点

併用によって問題となるのは，肝の薬物代謝酵素であるチトクローム P450 の阻害や競合に基づくもの，双方の相加・相乗的に作用が増強してしまうもの，化学構造に基づくものなどがある。それが致死的なものである場合には，併用禁忌となっている。古くからある薬との相互作用では，機序が明らかにされていないものや“中枢神経抑制薬”などと曖昧な表現がされているものもある。

1）抗菌薬・抗ウイルス薬・抗真菌薬

セフェム系薬剤のテトラゾールチオメチル基をもつものでは，アルデヒド脱水素酵素の作用を阻害し，肝におけるエタノールの分解を阻害することで，血中アセトアルデヒドの蓄積が生じ，ジスルフィラム様作用を示す。そのため，アルコールとの併用に関して，セフメタゾール，セフミノクス，セフブペラゾン，セフォペラゾン，セフメノキシム，ラタモキセフでは注意とされ，セフピラミドでは禁忌とされている。カルバペネム系のチエナム，カルベニン，メロペン，ビアペネム（オメガシン），ドリペネム（フィニバックス）では，バルプロ酸との併用でバルプロ酸の血中濃度が低下し，てんかんの発作が出現する可能性があるために禁忌とされている。機序は明らかにされていない。ファロペネムは，これらのカルバペネム系薬剤との併用時にバルプロ酸の血中濃度低下の報告がある。アミノグリコシド系薬剤は麻酔薬・筋弛緩薬で呼吸抑制が増大する可能性がある。マクロライド系薬剤は，CYP3A4によって代謝されるが，その代謝物過程でCYPのヘム部分と結合して，CYPの代謝活性を阻害する。CYP3A4への結合と阻害の程度は，エリスロマイシンが最も強く，クラリスロマイシンがこれに次ぎ，アジスロマイシンはかなり低いと考えられている。ほとんどないと考えられるが，クラリスロマイシンは，ピモジド（オーラップ®）との併用により，ピモジドの血中濃度が上昇し，QT延長，心室性不整脈（Torsades de pointesを含む）などの出現が報告されており，エリスロマイシンとともに併用禁忌とされている。また，同様の機序で，ベンゾジアゼピン系薬剤であるミダゾラムとトリアゾラム，およびカルバマゼピン，バルプロ酸との併用は注意が必要である。ジョサマイシンではトリアゾラムのみ，ミデカマイシンではカルバマゼピンが併用注意となっている。同じように，ルーランとマクロライド系薬剤，セロクエルとエリスロマイシンとの併用に関して注意を促されている。ケトライド系テリスロマイシン，キヌプリスチン・ダルホプリスチンも同様の相互作用をもつ。テトラサイクリン系のドキシサイクリンとカルバマゼピン，フェニトイン，バルビツール酸誘導体との併用では，酵素誘導によって，ドキシサイクリンの血中濃度半減期が短縮することがある。クロラムフェニコールもバルビツール酸誘導体・フェノバルビタールなどと併用すると，酵素誘導によって治療薬の血中濃度が減少することがある。バンコマイシンと全身麻酔薬・チオペンタールなどを同時に投与すると，機序は不明だが，紅斑，ヒスタミン様潮紅，アナフィラキシー反応などの副作用が発現することがある。ニューキノロン系薬の塩酸モキシフロキサシンは，QT 延長がみられることから，抗精神病薬や三環系抗うつ薬を併用した場合に相加的な QT 延長がみられるおそれがある。リネゾリドとセロトニン作動薬との併用では，セロトニン症候群が出現する可能性がある。ST 合剤（スルファメトキサゾールとトリメトプリム）は，フェニトインの肝代謝を抑制するために，併用によるフェニトインの作用増強がみられる。また，クロミプラミン，イミプラミン，アミトリプチリンなどの三環系抗うつ薬との併用では，抗うつ効果が減弱することがある。

抗結核薬であるイソニアジドは，抗てんかん薬（フェニトイン，カルバマゼピンなど）の肝代謝を阻害し，血中濃度を上昇させ，作用増強や中毒症状を発現させることがある。また，カルバマゼピンとの併用では，肝毒性をもつイソニアジドの代謝産物の産生を促進し，肝毒性が増強することがある。パラアミノサリチル酸もフェニトインの代謝を阻害する。リファンピシンはCYP3A4などの酵素誘導により，ハロペリドール，ブロムペリドール，オランザピン，クエチアピンなどの抗精神病薬，ジアゼパム，ミダゾラム，トリアゾラムなど，ゾルピデム，ゾピクロンベンなどベンゾジアゼピン系薬剤，ノルトリプチリンなどの三環系抗うつ薬，ドネペジルの作用を減弱させることがある。サイクロセリンは，飲酒をするとアルコールの作用が増強する。

抗インフルエンザ薬であるアマンタジンは，抗パーキンソン薬，抗コリン薬，中枢神経興奮薬などとの併用で幻覚や睡眠障害が増強される。抗HIV薬であるヌクレオチド系逆転写酵素阻害薬のザルシタビンは，フェニトインとの併用では副作用である末梢神経障害が相互に増強されるおそれがある。非ヌクレオチド系逆転写酵素阻害薬とプロテアーゼ阻害薬はCYP3Aによって代謝されるとともに，誘導も行う。拮抗的な代謝阻害による作用増強は，ピモジドにおける致死的不整脈とミダゾラムやトリアゾラムなどのベンゾジアゼピン系薬剤における過度の鎮静や呼吸抑制の発生の危険性につながり，併用禁忌となっているものがほとんどである。同様の機序によりホスアンプレナビルと三環系抗うつ薬，リトナビルとトラゾドン，カルバマゼピンも併用注意となっている。一方，カルバマゼピン，フェノバルビタール，フェニトインはCYP3Aを誘導するために，これらの抗HIV薬の濃度を低下させる可能性がある。セイヨウオトギリソウ（St. John's Wort）も同様の作用があり，ホスアンプレナビルとパロキセチン，アタザナビルとセルトラリンでも報告がある。また，リトナビルはアルコールを含むため，ジスルフィラムなどの嫌酒薬の併用には注意が必要である。

抗真菌薬もミコナゾール，フルコナゾールなどもCYP3Aが関与するため，ピモジドやベンゾジアゼピン系薬剤，カルバマゼピン，フェニトインの代謝を阻害し，血中濃度を上昇させる可能性があり，併用禁忌や注意となっている。また，カルバマゼピン，長時間作用型バルビツール酸誘導体，バルビタール，フェノバルビタールは，CYP3A4を誘導してイトラコナゾールやボリコナゾールの血中濃度を下げるおそれを有する。

2）気管支拡張薬

β刺激薬であるエフェドリンとメチルエフェドリンは，モノアミン酸化酵素阻害薬や甲状腺製剤と併用すると交感神経刺激作用が増強されるため注意が必要である。テオフィリン薬であるテオフィリンとアミノフィリンは肝でCYP1A2によって代謝される。フルボキサミンとジスルフィラムは肝薬物代謝酵素を阻害してテオフィリン血中濃度の上昇や中毒症状があらわれる可能性があり，フェノバール，フェニトイン，カルバマゼピンは酵素誘導によりテオフィリン血中濃度を低下させる。この際，フェニトイン，カルバマゼピンでは自身の血中濃度低下や効果減弱を認める。また，セイヨウオトギリソウもテオフィリン血中濃度を低下させるおそれがある。なお，配合剤であるアストモリジンDとアストフィリンは，それぞれが含有する薬物に伴う相互作用をもっために，巻末の資料の「呼吸器疾患（その他）」（p.200～203）のような多くの併用注意薬剤が存在する。

3）抗アレルギー薬

ヒスタミン拮抗薬では，中枢神経抑制薬，抗ヒスタミン薬，飲酒などとの併用で眠気，精神運動機能低下などを出現させうる。メキタジンでは，これに加えて，イミプラミンなどの抗うつ薬，MAO 阻害薬との併用では，抗コリン作用の増強によって口渇，排尿困難などがあらわれることがある。

4）呼吸促進薬

末梢性呼吸刺激薬であるドプラムは，それ自体がけいれん発作を誘発したりする危険性があるために，てんかんやけいれん状態に対して禁忌とされている。また相互作用として MAO 阻害薬は，相乗的に作用を増強し血圧上昇の危険性がある。中枢性呼吸刺激薬であるアネキセートでは，長期間ベンゾジアゼピン系薬剤によるてんかんの治療を受けている場合は，けいれん発作を起こす可能性が高いために禁忌である。重症頭部外傷患者や不安定な頭蓋内圧亢進がある患者では慎重に投与する。ベンゾジアゼピン系薬剤と三環系抗うつ薬，四環系抗うつ薬を服用している患者に投与する場合は，ベンゾジアゼピン系薬剤の作用低下に伴い，抗うつ薬の中毒症状（自律神経系症状など）が顕在化することがあるために，併用注意とされている。アセタゾラミドは，フェニトイン，フェノバルビタールとの併用でクル病，骨軟化症が出現したという報告がある。

5）鎮咳薬

中枢性麻薬系鎮咳薬は，相加的に中枢神経抑制作用を増強させて呼吸抑制，低血圧および顕著な鎮静または昏睡が起こることがあるために，中枢神経抑制薬（フェノチアジン系薬剤，バルビツール酸系薬剤など），MAO 阻害薬，三環系抗うつ薬，アルコールとの併用では注意が必要である。また，抗コリン作用をもつ薬剤との併用では，麻痺性イレウスに至る重篤な便秘や尿閉の出現に注意する。非麻薬系薬のデキストロメトルファンは，セロトニン代謝を阻害するために，セロトニン症候群があらわれるとの報告があり，併用禁忌とされている。クロフェダノールでは，中枢神経抑制薬・興奮薬との併用で，それぞれ本剤の作用が増強・減弱されることがあるため，併用注意とされている。

6）ニコチン

禁煙補助薬であるニコチネル TTS は経皮的にニコチンを体内に投与することで円滑に禁煙を進めるための薬剤である。喫煙により肝代謝酵素 CYP1A2 が活性化されることが知られているが，喫煙中にイミプラミンを服用している場合，本剤を使用して禁煙を開始後，イミプラミンの作用が増強するおそれがある。

■文献

1）Hatta, K., Takahashi, T., Nakamura, H. et al.：Prolonged upper airway instability in the parenteral use of benzodiazepine with levomepromazine. J. Clin. Psycho-

pharmacol., 20：99–101, 2000.
2) Hatta, K., Takahashi, T., Nakamura, H. et al.：A risk for obstruction of the airways in the parenteral use of levomepromazine with benzodiazepine. Pharmacopsychiatry, 31：126–130, 1998.
3) 喘息予防管理ガイドライン2006作成委員会編：喘息予防・管理ガイドライン2006. 日本アレルギー学会喘息ガイドライン専門部会, 協和企画, 2006.
4) 米国喘息教育予防計画専門委員会編（泉孝英訳）：喘息の診断・管理－NIHガイドライン第3版. 医学書院, 2006. http://www.nhlbi.nih.gov/guidelines/asthma/asthgdln.htm
5) 日本呼吸器学会COPDガイドライン第2版作成委員会：COPD（慢性閉塞性肺疾患）診断と治療のためのガイドライン第2版（ポケットガイド）. メディカルレビュー社, 2004.

第5章 循環器疾患

相互作用の一覧表は p.204～207

1. 循環器疾患の概説

1) 急性心筋梗塞

急性心筋梗塞は，冠動脈に形成された粥腫の崩壊によって生じた血栓が冠血流を障害して心筋壊死をきたした結果として生じる。診断は，古典的3徴といわれる，30分以上持続する胸痛，心電図でのST-上昇，血清のCK-MBやトロポニンTまたはIなどの心筋マーカーの上昇，および，心エコーのよる心筋壁運動の異常による。急性心筋梗塞では心筋障害によりさまざまな重症度の急性心不全やさまざまな種類の不整脈といった合併症が生じる。その他にも，僧帽弁や三栓弁閉鎖不全，心筋破裂，心室中隔穿孔，心室壁在血栓，右心不全などの合併症が生じる。

2) 慢性心不全

慢性心不全は，冠動脈疾患，心筋症，弁膜疾患，先天性心疾患，高血圧などの基礎疾患のある患者に，心筋虚血，感染，発作性心房細動などの頻脈性不整脈，貧血，過労，服薬のコンプライアンスの低下などが誘因となって生じる。心筋収縮不全による左房圧上昇，左室駆出率および心拍出量の低下を生じる左心不全が多いが，右心負荷による浮腫や肝腫大を生じる右心不全，心拡張不全による心不全もある。心不全の主症状は，呼吸困難と易疲労感，肺うっ血と末梢性浮腫である。診断は詳細な病歴の聴取と診察により，確定診断的な検査はない。重症度を示すバイオマーカーとして脳性ナトリウム利尿ペプチド（BNP）が有用である。

2. 循環器疾患に対する薬物療法

1）急性心筋梗塞

急性心筋梗塞の薬物療法は，血管攣縮の改善，胸痛のコントロール，冠動脈の再灌流，再発の予防，および，急性心不全や不整脈などの合併症の治療を目的として施行される。

a 血管攣縮の改善

硝酸薬のニトログリセリンか硝酸イソソルビドが第1選択薬であるが，即効性を期待してスプレー製剤（ミオコールスプレー®，ニトロールスプレー®など）による口内噴霧，舌下錠（ニトロペン舌下錠®など）による舌下投与，注射薬（ミリスロール注®など）による静注が用いられる。

b 胸痛のコントロール

激しい疼痛は，交感神経を緊張させて高血圧や頻脈を生じて心筋酸素消費量を増加させるため，適切な鎮痛が必要である。オピオイド受容体アゴニストであるブプレノルフィン塩酸塩（レペタン®注）やモルヒネ塩酸塩（モルヒネ® 注）の静注が用いられる。

c 冠動脈の再灌流

経皮的冠動脈インターベンション（percutaneous coronary intervention：PCI）または冠動脈バイパス術（coronary artery bypass graft surgery：CABG）が施行されるが，これらの治療開始までに時間がかかる上に，出血合併症のリスクが低い場合は血栓溶解療法が施行される。血栓溶解薬としては，血栓親和性および冠動脈再開通率が高い組織型プラスミノーゲン活性化因子（tissue type plasminogen activator：t-PA）であるモンテプラーゼ（クリアクター® 注）などの静注が用いられる。

d 再発の予防

再発の予防のためには，発症後早期より抗血小板療法および抗凝固療法が一般的に行われている。抗血小板療法としてはアセチルサリチル酸（バイアスピリン®，バッファリン®）の経口投与が用いられるが，ステント留置を行う場合は，クロピドグレル（プラビックス®）またはシロスタゾール（プレタール®）の経口投与が用いられる。抗凝固療法としてはヘパリン（ヘパリン® 注）の静注が用いられる。

e 合併症の管理

i 急性心不全の管理

急性心筋梗塞による死亡の最大の原因で，適切な薬物療法が予後に大きく影響する。軽症であれば安静や酸素吸入と併せて利尿剤であるフロセミド（ラシックス® 注）

の静注や，血管拡張薬であるニトログリセリン（ミリスロール® 注），α型ヒト心房性ナトリウム利尿ポリペプチドであるカルペリチド（ハンプ® 注）などの持続静注が用いられる。肺水腫があれば，上記薬物療法に加えて，ドパミン（イノバン® 注，プレドパ® 注など）やドブタミン（ドブトレックス® 注）などのカテコラミンやミルリノン（ミルリーラ® 注）などのホスフォジエステラーゼⅡ阻害薬の持続静注が用いられる。心原性ショックであれば，昇圧のためにノルアドレナリン（ノルアドレナリン® 注）の持続静注や酸塩基平衡の是正のために炭酸水素ナトリウム（メイロン® 注）の静注が用いられる。

ii 不整脈の管理

洞性徐脈や洞停止にはアトロピン硫酸塩（硫酸アトロピン® 注）の静注が用いられる。頻脈型心房細動ではジゴキシン（ジゴシン® 注）またはベラパミル（ワソラン® 注）の静注が用いられる。頻発性または多源性心室性期外収縮ではリドカイン（キシロカイン® 注）の静注が用いられるが，無効であればプロカインアミド塩酸塩（アミサリン® 注）の静注が用いられる。心室細動や脈なし心室頻拍では直ちに電気的除細動を施行するが，再発を繰り返したり，ショートランがみられれば，リドカイン（キシロカイン® 注），ニフェカラント（シンビット® 注），アミオダロン塩酸塩（アンカロン® 注）などの静注が用いられる。

iii 心室壁在血栓

全身梗塞の予防のために抗凝固療法としてワルファリ

ンカリウム（ワーファリン®）経口投与が用いられる。

2）慢性うっ血性心不全

日本では『慢性心不全治療ガイドライン』が2000年に初めて出版され，2005年に改定版が出版された。標準治療としては心筋虚血，感染症，不整脈，貧血，高血圧などの心不全の発生や増悪を生じた誘因に対処しつつ，ACE阻害薬，ARB，β受容体遮断薬，利尿剤，ジギタリスなどの薬物を投与する。ACE阻害薬としては，マレイン酸エナラプリル（レニベース®）イミダプリル塩酸塩（タナトリル®）などが，ARBとしてはカンデサルタンシレキセチル（ブロプレス®），ロサルタンカリウム（ニューロタン®），バルサルタン（ディオバン®）などが，β受容体遮断薬としてはカルベジロール（アーチスト®），フマル酸ビソプロロール（メインテート®），メトプロロール酒石酸塩（ロプレソール®）などが，利尿剤としてはフロセミド（ラシックス®），スピロノラクトン（アルダクトン®），ジギタリスとしてはジゴキシン（ジゴシン®）などが用いられる。

3. 相互作用に関する注意点

薬物の多くは肝臓の薬物代謝酵素であるチトクロームP450酵素系により代謝されるため，これらの酵素の阻害や競合，または誘導などによって薬物相互作用が生じることが多い。また，蛋白結合部位を競合することで，遊離薬物の血中濃度が変動することもある。さらに，相加的薬理作用によって薬物相互作用が生じることもある。機序が明らかとなっていない相互作用も数多い。

ニトログリセリンや硝酸イソソルビドなどの硝酸薬と，α_1受容体遮断作用のあるフェノチアジン誘導体や三環系抗うつ薬との併用により，血圧低下作用が相加的に増強することがある。オピオイド系麻薬・鎮痛薬であるブプレノルフィン塩酸塩（レペタン®注）やモルヒネ塩酸塩（モルヒネ®注）と，中枢神経抑制作用のあるベンゾジアゼピン系薬剤やバルビツール酸との併用により，中枢神経抑制作用が相加的に増強することがある。アセチルサリチル酸（バイアスピリン®，バファリン®）は，バルプロ酸（デパケン®，バレリン®）と蛋白結合部位で競合することで，遊離型バルプロ酸の血中濃度を増加させて，バルプロ酸の作用を増強する。同様に，環系抗うつ薬の血中濃度も上昇させる。また，アセチルサリチル酸は腎プロスタグランジンの生合成を阻害し，腎血流量を減少することによって，リチウムの腎排泄を低下させ，リチウムの毒性を増強する。アセチルサリチル酸と炭酸リチウム（リーマス®）の併用による，リチウム中毒の報告もある。さらに，アセチルサリチル酸とパロキセチン（パキシル®）やセルトラリン（ジェイゾロフト®）などの選択的セロトニン再取り込み阻害薬（SSRI）との併用により，血小板凝集が阻害され，出血傾向が増強する。フロセミド（ラシックス®）はリチウムの腎での再吸収を促進し，リチウムの血中濃度を上昇させる。したがって，リチウムの毒性を増強する可能性がある。また，カルバマゼピンとの併用でナトリウム排泄作用が増強され，低ナトリウム血症を生じる可能性がある。ドパミンと，ドパミン受容体遮断作用があるフェノチアジン誘導体やブチロフェノン誘導体との併用により，ドパミンによる腎動脈血流増加などの作用が減弱することがある。ドブタミン（ドブトレックス®）と，アドレナリン作動性神経終末でのノルアドレナリン再取り込み阻害作用がある三環系抗うつ薬やセロトニン・ノルアドレナリン再取り込み阻害薬（SNRI）などの抗うつ薬との併用により，シナプスでのカテコラミン濃度が上昇しドブタミンの作用が増強して，血圧の異常上昇が生じることがある。アトロピン硫酸塩（硫酸アトロピン® 注）と，抗コリン作用のあるフェノチアジン誘導体や三環系抗うつ薬などとの併用により，抗コリン作用が相加的に増強する。ジゴキシン（ジゴシン®）とトラゾドン（レスリン®，デジレル®）との併用により，機序は不明であるがジゴキシンの血中濃度が上昇したとする報告がある。また，ジゴキシンとカルバマゼピン（テグレトール®）の併用により，ジゴキシンの血中濃度が低下したとする報告がある。さらに，ジゴキシンとスルピリド（ドグマチール®）の併用により，ジゴキシン中毒の指標となる悪心・嘔吐，食欲不振などを不顕在化することがある。ベラパミル（ワソラン®）は主としてCYP3A4で代謝されるが，カルバマゼピンやミダゾラム（ドルミカム® 注）はCYP3A4に対する競合的阻害作用によりベラパミルの血中濃度を上昇させる。逆に，フェニトイン（アレビアチン®）やフェノバルビタール（フェノバール®）はCYP3A4の誘導作用によりベラパミルの血中濃度を低下させる。アミオダロン（アンカロン®）は主としてCYP3A4で代謝されるが，CYP3A4に対する競合的阻害作用によりミダゾラムの血中濃度を上昇させる。ワルファリンカリウム（ワーファリン®）は種々の薬物との相互作用が知られており，三環系抗うつ薬やSSRIの併用では代謝が抑制されて作用が増強するが，バルプロ酸(デパケン®)やカルバマゼピン（テグレトール®）との併用では代謝が亢進し作用が抑制される。これらの薬剤との併用では，PT-INRのモニタリングを検討するなど注意を要する。マレイン酸エナラプリル（レニベース®）やイミダプリル塩酸塩（タナトリル®）などのACE阻害薬，および，カンデサルタンシレキセチル（ブロプレス®）やロサルタンカリウム（ニューロタン®）などARB，スピロノラクトン（アルダクトン®）は，Na排泄作用があるため，Na欠乏によりリチウムの再吸収が促進される。ACE阻害薬とリチウムの併用によるリチウム中毒の報告がある。

■文献

1）Ciraulo, D., Shader, R. I., Greenblatt, D. J. et al.: Drug interactions in psychiatry. Baltimore: Williams & Wilkins, 1995.

2）Ketter, T. A., Post, R. M., Worthington, K.: Principles of clinically important drug interactions with carbamazepine: Part Ⅰ and Ⅱ. J. Clin. Psychopharmacol., 11: 198, 1991.

3）Regheb, M.: The clinical significance of lithium-nonsteroidal anti-inflammatory drug interactions. J. Clin. Psychopharmacol., 10: 350, 1990.

第6章 消化器疾患

相互作用の一覧表は p.208～209

1. 消化器疾患に伴う精神症状，あるいは精神疾患に伴う消化器症状の発生

1）肝疾患

肝性脳症があげられる。脳症惹起因子（アンモニアが代表）代謝能の障害によって生じ，急性型28%，末期昏睡型18%，慢性再発型54%と報告されている[1)]。

2）胃・十二指腸疾患

急性胃炎，胃・十二指腸潰瘍は，さまざまなストレスによって誘発され，急性，慢性の精神疾患もその1つである。

3）イレウス

精神疾患に対する大量の向精神薬により，イレウスはしばしば発生する。

4）炎症性腸疾患

クローン病，潰瘍性大腸炎，腸管ベーチェット病に，しばしばうつ病や不安障害が併存する。

2. 消化器疾患に対する主な治療薬

1) 肝疾患に対する治療薬

a 肝性脳症

劇症肝炎に起因する脳症には，血漿交換と持続的血液ろ過透析が有効であり，救命を図るために肝移植を含む集中治療を必要とすることもある。予防的に経腸特殊組成アミノ酸製剤（アミノレバンEN，ヘパリンED）と合成二糖類（ラクツロース）を用いる。

b ウイルス性慢性肝炎

インターフェロンや抗ウイルス薬が主な治療であり，C型肝炎の場合，PEG-INFとリバビリンの併用の治療効果が高い。インターフェロンは，うつを誘発することや[2]，ワーキングメモリーの障害を生じること[3]が報告されている。

2) 胃・十二指腸疾患に対する治療薬

a 急性胃炎，急性胃・十二指腸粘膜病変

誘因の除去で大半は改善するが，自覚症状が強ければプロトンポンプ阻害薬やH_2受容体遮断薬を用いる。

b 慢性胃炎

ピロリ菌感染が主因であり，ピロリ菌の除菌で改善するが，自覚症状のある場合は消化管運動機能調整薬やH_2受容体遮断薬を用いる。

c 消化性潰瘍

ピロリ菌陽性の場合，ピロリ菌の除菌が第1選択である。NSAIDs 潰瘍についてはその原因となっている NSAIDs の中止が最も合理的かつ有効である。しかし何らかの理由で除菌や中止ができない場合は，プロトンポンプ阻害薬を用いる。

3）イレウスに対する治療薬

単純性イレウス，麻痺性イレウスには，まず保存的療法が選択される。軽度のものは絶食・輸液療法のみで軽快することもある。薬物療法としては，パンテノールの経静脈投与が一般的である。腸管の拡張が高度な場合は経鼻胃管やイレウス管の挿入となる。その他は外科的治療の対象である。

4）炎症性腸疾患に対する治療薬

a　クローン病

一般的にはサラゾスルファピリジンとメサラジン，重症の場合はステロイド治療を行う。サラゾスルファピリジンは，うつを誘発することが報告されている[4)]。

b　潰瘍性大腸炎

寛解導入にはサラゾスルファピリジンとメサラジン，ステロイド，血球成分除去療法，サイクロスポリン静注が有効である。免疫抑制剤であるアザチオプリンや 6-メルカプトプリン（6-MP）にも寛解導入効果があるが，効果の出現に時間がかかるため（1～3カ月），主に寛解維持目的，あるいはステロイドの減量・離脱目的で用いられる。

3. 相互作用に関する注意点

1）肝疾患

L-トリプトファンはセロトニンの前駆物質であるため，脳内セロトニン濃度が上昇し，セロトニン作動性の薬剤との併用でセロトニン症候群の危険性が高まる。このため，L-トリプトファンを含有するアミノ酸製剤，経腸成分栄養剤投与中に向精神薬を投与する際は注意を要する。その他には，慢性肝炎に対する治療薬の中で向精神薬との相互作用が問題となるものは少ない。インターフェロンと向精神薬との相互作用の報告も見当たらない。

2）胃・十二指腸疾患

胃・十二指腸疾患に対する治療薬と向精神薬との相互作用で注意すべき点は，現在主流となって用いられているプロトンポンプ阻害薬と H_2 受容体遮断薬である。

プロトンポンプ阻害薬であるオメプラゾール，ランソプラゾール，ラベプラゾールはいずれも，程度の差はあるが肝臓の薬物代謝酵素 CYP2C19 と CYP3A4 が関与する。フルボキサミンは CYP1A2 と CYP2C19 の阻害作用があるため，プロトンポンプ阻害薬の血中濃度を高め，代謝を遅らせることが示されている[5]。ジアゼパムは主に CYP2C19 と CYP3A4 によって代謝されるが，オメプラゾールの併用によりジアゼパムのクリアランスが低下して，ジアゼパムの血液中濃度が上昇する[6]。これは，ジアゼパムがオメプラゾールと CYP2C19 の基質結合部位を競合することに起因すると考えられている。

また，現在使用頻度は低くなっているが，H_2 受容体遮断薬のシメチジンは，CYP3A4に対する阻害作用が強いため，CYP3A4で代謝される薬剤の代謝，排泄を遅延させ，血中濃度を高める。したがって，ジアゼパム，ブロマゼパム，アルプラゾラム，ヒドロキシジン，カルバマゼピン，クロミプラミン，アモキサピン，クアゼパム，フルニトラゼパム，ミダゾラム，ブロチアゾラムとの併用には注意が必要である。

制吐剤であるメトクロプラミド（プリンペラン®）は抗ドパミン作用を有するため，抗精神病薬との併用により抗ドパミン作用が増強される。副作用としての錐体外路症状などが出現しやすくなるため，併用には注意が必要である。また，機序は不明だが，カルバマゼピンとの併用で，カルバマゼピンの中毒症状（眠気，悪心，嘔吐，めまいなど）や神経症状（歩行障害，運動失調，眼振，複視，下肢反射亢進）が出現したとの報告がある。

3）イレウス

特に注意すべき相互作用は指摘されていない。

4）炎症性腸疾患

サラゾスルファピリジンと向精神薬との相互作用の報告はみあたらない。

■文献

1）中村俊之，吉田貴 他：多変量解析を用いた肝性脳症の臨床型分類に関する研究．肝臓，29: 892-903, 1988.
2）Loftis, J. M., Hauser, P.: The phenomenology and

treatment of interferon-induced depression. J. Affect. Disord., 15: 82(2): 175–190, 2004.

3) Pawelczyk, T., Pawelczyk, A., Strzelecki, D. et al.: Pegylated interferon alpha and ribavirin therapy may induce working memory disturbances in chronic hepatitis C patients. Gen. Hosp. Psychiatry, 30(6): 501–508, 2008.

4) Filipovi, B. R., Filipovi, B. F., Kerkez, M. et al.: Depression and anxiety levels in therapy-naïve patients with inflammatory bowel disease and cancer of the colon. World J. Gastroenterol., 13: 438–443, 2007.

5) Christensen, M., Tybring, G., Mihara, K. et al.: Different inhibitory effect of fluvoxamine on omeprazole metabolism of both caffeine (cytochrome P4501A2) andomeprazole (cytochrome P4502C19). Clin. Pharmacol. Ther., 71: 141–152, 2002.

6) Ishizaki, T., Chiba, K., Manabe, K., Koyama, E., Hayashi, M., Yasuda, S., Horai, Y., Tomono, Y., Yamato, C., Toyoki, T.: Comparison of the interaction potential of a new proton pump inhibitor, E3810, versus omeprazole with diazepam in extensive and poor metabolizers of S-mephenytoin 4'-hydroxylation. Clin. Pharmacol. Ther., 58(2): 155–164, 1995.

第7章 神経疾患

相互作用の一覧表は p.210～217

1. 主たる神経疾患

神経疾患にはさまざまな疾患が含まれ，その有病率はまちまちである。ここでは比較的頻度が高く，日常臨床上経験する可能性があると考えられるいくつかの神経疾患にしぼって解説してみたい。

1）脳血管障害

脳血管障害は脳卒中ともいわれ，脳梗塞，脳出血，くも膜下出血などに分類される。悪性腫瘍，心臓病についで死亡原因の第3位を占めるとともに，後遺症のためにさまざまな機能障害を生じ，QOL を低下させることがしばしばである。高齢者での発症率が高く，基礎疾患として高血圧，糖尿病，高脂血症などを有することが多い。以前は脳卒中といえば脳出血という時代もあったが，近年は脳梗塞が増加し，その中でも small vessel disease といわれるラクナ梗塞が減少して，large vessel disease といわれるアテローム血栓性脳梗塞が増加してきている。急性期にはせん妄を伴いやすく，亜急性期以降は病変部位によって失語や失行，記憶障害，人格変化などの高次脳機能障害を残遺して，いわゆる脳器質性精神障害や脳血管障害後うつ病（post-stroke depression：PSD）をきたすことも知られている。

2）神経系の感染症

細菌，ウイルス，結核菌，真菌などさまざまな病原体が中枢神経系に進入し，感染症を起こしうる。感染が髄膜にとどまり，脳実質に波及していない場合は髄膜炎とされ，頭痛，発熱，吐き気などが主症状で，意識障害やけいれん発作，巣症状などを呈することはない。精神症状を伴うこともまれである。脳実質に感染が及び，髄膜脳炎を呈した場合は，起炎菌にもよるがしばしば重篤となり，生命に危険が及ぶことも少なくない。時に精神病状態を思わせる幻覚妄想や興奮，行動異常などが初発症状となることもあり，精神科救急の場面などでは注意を要する[1)]。急性期にはせん妄をきたして鎮静を要することもあり，救命できた場合も，前頭葉や側頭葉の損傷などにより脳器質性精神障害を呈することも少なくない。難治性てんかんを認めることもある。

3）頭痛性疾患

頭痛は神経系の中で，最も頻度の高い症状である。一次性頭痛と二次性頭痛に大別され，後者はいわゆる症候性頭痛であり，くも膜下出血や髄膜脳炎など生命に直結する基礎疾患の存在を的確に診断することが求められる。一次性頭痛は緊張型頭痛，片頭痛，群発頭痛に大別され，生命の危険はないものの，慢性に経過し，患者のQOLに大きな支障をきたしうる疾患である。わが国での調査では，人口の約30％が慢性頭痛を経験しているとされ，片頭痛の頻度は8.4%，緊張型頭痛の頻度は22%であり，非常に頻度が高いコモンディジーズといえる[2)]。慢性頭痛にうつ病や不安障害が合併しやすいことは以前から指摘されており，片頭痛では精神医学的共存症としてパニック障害と大うつ病が有意な相関を示すことはほぼ確実とされている[3)]。

4) てんかん

てんかんは，脳の多彩な病理学的過程によって引き起こされる神経細胞の過剰な興奮により，けいれんを中心とした発作性の症状を示す。発作型により大きく全般てんかんと部分てんかんとに分類され，後者も二次性全般化をきたせば，意識消失を伴う全身けいれんを呈する。てんかんの有病率は人口1000人あたり５～８人とされており，頻度の高い疾患である。累積発病危険率で考えると，おおよそ一生の間に約3%の人がてんかんを発症するともいわれている。

発症年齢により，頻度の高い発作型は異なり，病因も異なってくるが，成人では症候性部分てんかんが多く，脳血管障害や外傷，脳腫瘍などに伴って発症することが多い。てんかんのその多くが慢性に経過する脳疾患であり，その経過中にさまざまな精神症状が患者の約30%程度に出現するといわれている。その原因も多様で，てんかんを惹起する病態やてんかん発作，抗てんかん薬，心理社会的要因などが複合的に関与する。コントロール困難な部分てんかん患者での検討では，58%に何らかの精神疾患が合併し，32.6%がうつ病，6.9%が精神病状態であったとの報告もある[4)]。

5）神経変性疾患（認知症性疾患を除く）

a パーキンソン病および関連疾患

パーキンソン病は，安静時振戦，固縮，無動，姿勢反射障害を主症状とする神経変性疾患で，中高年齢者に好発する。その発症頻度は変性疾患の中ではアルツハイマー病に次いで2番目に高く，わが国における有病率は人口10万人あたり100～130人とされている。人口の高齢化によりその有病率はさらに上昇すると予測されている。

パーキンソン病の病因においては線条体ドパミン神経終末の減少が最も重要であるが，病気の進行とともにアセチルコリン，セロトニンなど他の神経系にも障害が及び，運動症状のみならず種々の精神症状を呈する。これらには認知症を中心とした認知障害，うつ状態，幻覚妄想状態などが含まれる[5)]。パーキンソン病関連疾患としては，進行性核上性麻痺（PSP）や皮質基底核変性症（CBD），線条体黒質変性症（SND）などが知られている。

b 脊髄小脳変性症

主として，小脳およびその求心系，遠心系に関連する神経系をおかす変性疾患を脊髄小脳変性症と総称する。臨床症状は歩行失調で始まるものがほとんどで，ついで上肢や言語の失調を呈することが多い。弧発性の疾患と遺伝性の疾患とが知られており，近年，疾患の原因遺伝子が数多く知られるようになっている。しかしながら病因については未だ不明な点が多く，治療についてはあまり進歩がみられていない。パーキンソン病と比較すると有病率は低く，わが国では人口10万人あたり２〜４人で，比較的まれな疾患である。弧発型のオリーブ橋小脳萎縮症が最も多く，全体の４分の１程度を占める。ある程度神経症状が進行した時期になると認知症を伴うことも少なくなく，高齢患者が多いことから，入院患者ではせん妄をしばしば合併する。歯状核赤核淡蒼球ルイ体萎縮症（DRPLA）では，精神病状態や認知症が高頻度にみられる[6)]。

6）免疫性神経疾患

a　重症筋無力症

抗アセチルコリン受容体抗体を中心とした自己抗体により，神経筋接合部での伝達が障害されて発症する。青年期に多く，外眼筋や咽頭筋が障害されて，眼瞼《がんけん》下垂《かすい》，複視，嚥《えん》下《げ》困難，構音障害などを初発症状とすることが多い。運動を繰り返すことで筋力が低下してくる易疲労性がみられることが特徴で，夕方以降増悪する日内変動を示す患者も40％程度存在する。精神症状の併存に関する報告は少ないが，数日から数カ月の比較的短期間精神病状態を呈したり，数年にわたって不安や強迫観念などの神経症症状が持続する例があるとの報告がある[7)]。また治療に使用される副腎皮質ステロイドによる薬剤性の精神障害として，抑うつや軽躁などの気分症状をきたす場合もある。

b　多発性硬化症

多発性硬化症は本来脱随性疾患として知られているが，細胞性免疫を中心とした機序が発症に強く関与することが明らかになっている。神経細胞の髄鞘《ずいしょう》とオリゴデンドログリアが選択的に障害され，視神経，脳質周囲白質，橋，延髄，脊髄，小脳歯状核付近が好発部位である。わが国での有病率は人口10万人に対し4人以下で，北米や北欧の30～80人と比較してかなり低い。若年成人に好発し，30歳をピークに15～50歳までに80%が発症する。再発・寛解を繰り返す臨床経過をとり，中枢神経系に複数の病巣を認める時間的空間的多発性が特徴である。慢性の経過をたどることもあり，精神症状も比較的高頻度に認めるとされ，抑うつが79%と最も多く，焦燥や不安，アパシー，脱抑制などが続き，幻覚や妄想も10%以下で認めるとの報告がある[8)]。

2. 各神経疾患に対する治療薬

1）脳血管障害

脳梗塞の急性期治療としては，血栓溶解療法，抗血栓療法，カテーテルインターベンションによる脳血管内治療などが行われる。血栓溶解療法に用いられるのが，組織型プラスミノゲン・アクティベータ（tPA）のアルテプラーゼ（アクチバシン®）であり，発症3時間以内の患者に対する静注療法が標準治療として普及してきている。抗血栓療法には抗凝固療法と抗血小板療法とがあり，前者ではヘパリン，低分子ヘパリン，アルガトロバン（スロンノン®，ノバスタン®），後者では内服薬としてアセチルサリチル酸（バイアスピリン®，バファリン®など），チクロピジン（パナルジン®），シロスタゾール（プレタール®），クロピドグレル（プラビックス®），注射薬としてオザグレルナトリウム（カタクロット®，キサンボン®）が使用される。またフリーラジカルスカベンジャーとして作用するエダラボン（ラジカット®）も広く使用されている。脳浮腫に対してグリセリン製剤（グリセオール®）や低分子デキストラン製剤（サヴィオゾール®）なども併用される。脳血管内治療では血栓溶解薬としてウロキナーゼ（ウロナーゼ®）が用いられる。

脳梗塞慢性期の再発予防治療としては，抗凝固療法と抗血小板療法が病型により選択される。心原性脳塞栓症ではワルファリンカリウム（ワーファリン®）が，アテローム血栓性脳梗塞とラクナ梗塞では抗血小板療法が行われる。使用される薬剤は上記のものと同じである。

脳出血に対しては，止血剤としてカルバゾクロムスルホン酸（アドナ®），トラネキサム酸（トランサミン®），脳浮腫に対してグリセリン製剤（グリセオール®）がしばしば用いられる。

くも膜下出血においては，脳血管攣縮に対して塩酸ファスジル（エリル注S®），オザグレルナトリウム（カタクロット®，キサンボン®）が使用される。

2）神経系の感染症

髄膜脳炎では，起炎菌により，抗菌薬，抗ウイルス薬，抗真菌薬，抗結核薬などと，抗炎症作用をねらって副腎皮質ステロイド薬が用いられる。抗菌薬では髄液移行の良好なカルバペネム系のメロペネム（メロペン®）やセフェム系のセフトリアキソン（ロセフィン®）がよく用いられる。抗ウイルス薬ではヘルペスウイルス属に効果のあるアシクロビル（ゾビラックス®），アデラビン（アラセナA®）が使用される。抗真菌薬では，フルコナゾール（ジフルカン®），アムホテリシンB（ファンギゾン®）などが使用される。抗結核薬ではイソニアジド（INH，イスコチン®），リファンピシン（REF，リファジン®，リマクタン®），エタンブトール（EB，エブトール®，エサンブトール®）またはストレプトマイシン（SM，ストレプトマイシン®）の3剤を基本にピラジナミド（PZA，ピラマイド®）を追加されることもある。副腎皮質ステロイド薬ではデキサメタゾン（デカドロン®）が使用されることが多い。

3）頭痛性疾患

90％以上の頻度を占める緊張型頭痛に対しては，解熱鎮痛薬であるロキソプロフェン（ロキソニン®），ジクロフェナク（ボルタレン®）や，筋弛緩薬であるチザニジン（テルネリン®），エペリゾン（ミオナール®），抗不安薬であるエチゾラム（デパス®）などがしばしば併用で使用される。

片頭痛については，発作頓挫薬としてトリプタン系薬剤が使用可能となり，スマトリプタン（イミグラン®），ゾルミトリプタン（ゾーミッグ®，ゾーミッグRM®），エレトリプタン（レルパックス®），リザトリプタン（マクサルト®，マクサルトRPD®），ナラトリプタン（アマージ®）と5剤が上市されている。エルゴタミン製剤（カフェルゴット®，クリアミンA®）は，トリプタンで再発を頻回に認める例などで使用される。予防薬としてはエビデンスがある薬剤として，ロメリジン（テラナス®，ミグシス®）プロプラノロール（インデラル®），アミトリプチリン（トリプタノール®），バルプロ酸（デパケン®，バレリン®）などが使用される。

4）てんかん

てんかんの薬物療法においては，大まかに全般てんかんと部分てんかんに分けて薬剤選択が行われる。近年わが国でも新規抗てんかん薬が上市され，ガバペンチン（ガバペン®），トピラマート（トピナ®），レベチラセタム（イーケプラ®），ラモトリギン（ラミクタール®）が使用可能となった。いずれも他の抗てんかん薬と併用で用いられ，前３者は部分てんかんのみの適応だが，ラモトリギンはレノックス・ガストー症候群における全般発作にも適応を有している。

全般てんかんには第１選択としてバルプロ酸（デパケン®，バレリン®）があげられ，フェニトイン（アレビアチン®）やラモトリギン（ラミクタール®）などが考慮される。部分てんかんにはカルバマゼピン（テグレトール®）が第１選択で，フェニトイン（アレビアチン®），ガバペンチン（ガバペン®），トピラマート（トピナ®），ゾニサミド（エクセグラン®）などが考慮される。欠神発作にはバルプロ酸（デパケン®，バレリン®）やエトサクシミド（ザロンチン®），ミオクローヌス発作にはバルプロ酸（デパケン®，バレリン®）やクロナゼパム（リボトリール®，ランドセン®）が用いられる。

5）神経変性疾患

a　パーキンソン病および関連疾患

パーキンソン病では，レボドパ製剤が現在でも中心的な治療薬であることに変わりはなく，ドパミン脱炭酸酵素阻害薬との合剤（ネオドパストン®，メネシット®，マドパー®）が使用される。ドパミン受容体を直接刺激するドパミン作動薬であるブロモプリプチン（パーロデル®），ペルゴリド（ペルマックス®），カベルゴリン（カバサール®），プラミペキソール（ビシフロール®），ロピニロール（レキップ®）なども，70歳以下で認知症のない患者では第1選択となる。抗コリン薬としてトリフェキシニジル（アーテン®），ビペリデン（アキネトン®），ドパミン遊離促進薬として塩酸アマンタジン（シンメトレル®），ノルアドレナリン前駆物質のドロキシドパ（ドプス®）なども併用薬として使用される。レボドパ製剤の末梢での代謝を阻害し，その使用量を軽減させる併用薬としてモノアミン酸化酵素阻害薬であるセレギリン（エフピー®），カテコール-O-メチル基転移酵素阻害薬であるエンタカポン（コムタン®）がある。

b 脊髄小脳変性症

TRH受容体作用薬であるプロチレリン（セレジスト®）が唯一の経口治療薬であり，注射薬としてはプロチレリン（ヒルトニン®）が使用される。パーキンソニズムを伴う場合は抗パーキンソン薬が，起立性低血圧や神経因性膀胱などの自律神経症状を伴う場合にはそれぞれ対症療法薬が使用されることもある。

6）免疫性神経疾患

a 重症筋無力症

根治療法としては，抗アセチルコリン受容体抗体産生の抑制を目的に，胸腺摘除術が考慮される。薬物療法による免疫抑制療法の第１選択として使用されるのが，プレドニゾロン（プレドニン®）などの副腎皮質ステロイド薬であり，比較的高用量を必要とし，最低２年間程度の治療期間を要する。拡大胸腺摘出術の後療法や，初期増悪，再燃時にはメチルプレドニゾロン（ソルメドロール®）によるステロイドパルス療法も選択される。他の免疫抑制剤として保険適応を有するのはタクロリムス（プログラフ®），サイクロスポリン（サンディミュン®，ネオーラル®）であり，アザチオプリン（イムラン®）やシクロホスファミド（エンドキサン®）なども単独あるいはステロイド薬と併用で使用される。急性増悪時に血漿交換療法が施行できないときや，維持療法として免疫グロブリン製剤の静注が行われることもある。対症療法的な薬物療法としては，抗コリンエステラーゼ剤が用いられ，ピリドスチグミン（メスチノン®），アンベノニウム（マイテラーゼ®），ジスチグミン（ウブレチド®）などがある。

b　多発性硬化症

急性増悪時にはメチルプレドニゾロン（ソルメドロール®）によるステロイドパルス療法が，保険適応ではないものの一般的に行われている。経口副腎皮質ステロイド薬による短期療法は有効性のエビデンスに乏しいとされている。再発寛解型の患者ではインターフェロンβ（ベタフェロン®）が再発予防に有効とされ，使用されている。経口副腎皮質ステロイド薬は再発予防には有効でないとされ，その他の免疫抑制剤としてアザチオプリン（イムラン®）が使用されることもある。

3. 相互作用に関する注意点

多くの薬剤は肝臓の薬物代謝酵素であるチトクローム P450 により代謝されるため，これらの酵素の阻害や競合などによって薬物相互作用が起きることが多い。他には蛋白結合部位を競合することで，遊離薬物の血中濃度が変動することもある。機序が明らかとなっていない相互作用も数多い。

脳梗塞の再発予防に用いられるワルファリンカリウム（ワーファリン®）は種々の薬剤との相互作用が知られており，三環系抗うつ薬，SSRI，カルバマゼピン（テグレトール®）との併用においてINRのモニタリングを検討するなど注意を要する。アセチルサリチル酸（バイアスピリン®，バファリン®）はバルプロ酸（デパケン®，バレリン®）と蛋白結合部位で競合することで，バルプロ酸（デパケン®，バレリン®）の作用を増強する。脳血管障害の急性期に使用される薬剤は，向精神薬との相互作用がなく，例えばアクチバシンやスロンノン，ラジカットなどを使用中の脳梗塞患者がせん妄を起こしても，抗精神病薬やミアンセリン（テトラミド®），トラゾドン（デジレル®，レスリン®）などを使用することに問題はない。

細菌性髄膜脳炎によく使用されるメロペネム（メロペン®）などのカルバペネム系の抗菌薬は，バルプロ酸（デパケン®，バレリン®）の血中濃度を著明に低下させることから併用禁忌となっている。したがって，抗菌薬またはバルプロ酸（デパケン®，バレリン®）を変更する必要がある。また，抗結核薬のリファンピシン（リマクタン®）は抗精神病薬，三環系抗うつ薬の作用を減弱させるため，統合失調症や気分障害の患者が結核性髄膜脳炎に罹患した場合は注意が必要となる。

NSAIDs がリチウム（リーマス®）の排泄を減少させたり，再吸収を促進するなどの機序によって，血中リチウム濃度を上昇させることはよく知られている。したがって，リチウム（リーマス®）を服用中の気分障害患者が緊張型頭痛を合併した場合，NSAIDs を連用することは避けたほうが安全で，頓用で使用する場合も血中リチウム濃度のモニタリングは必要である。トリプタン系薬剤は SSRI や SNRI との併用によりセロトニン症候群を惹起する場合があるとされており，避けたほうがよいと考えられる。したがって，トリプタン系薬剤を使用中の片頭痛患者がうつ病を合併した場合には，四環系抗うつ薬を選択するほうがよく，パニック障害が合併した場合もベンゾジアゼピン系の抗不安薬を考慮するほうが安全と考えられる。

カルバマゼピン（テグレトール®）は CYP3A4，2D6 の酵素誘導により，抗精神病薬，三環系抗うつ薬の効果を減弱させるので，用量調節を行う必要がある。また SSRI との併用により，カルバマゼピン（テグレトール®）の血中濃度が上昇する。したがって，カルバマゼピン（テグレトール®）を投与中のてんかん患者がうつ病を来した場合，抗うつ薬を併用する際には相互作用をよく考慮する必要がある。フェノバルビタール（フェノバール®）はその鎮静作用により多くの向精神薬の効果を増強し，酵素誘導により抗うつ薬の臨床効果を減弱する可能性がある。フェニトイン（アレビアチン®）は抗うつ薬により作用が増強されることがあり，非線形の血中濃度上昇を示すことから，併用時にはモニタリングが必要となる。

レボドパ製剤やドパミン作動薬は，ドパミン受容体遮断薬である抗精神病薬の併用によりその臨床効果が減弱する。しばしば問題となるのは，パーキンソン病患者が精神病状態を呈したときで，クエチアピン（セロクエル®）などがよく選択されるが，症例によっては電気けいれん療法も選択肢である。MAO–B 阻害薬であるセレギリン（エフピー®）は，三環系抗うつ薬，SSRI，SNRI によるモノアミン系の神経伝達を増強することから，併用禁忌となっている。セレギリン（エフピー®）を投与中のパーキンソン病患者がうつ病を合併した場合，実際にはセレギリン（エフピー®）を中止または変薬して抗うつ薬を開始する。

サイクロスポリン（サンディミュン®，ネオーラル®）は，主として CYP3A4 で代謝されるため，その阻害作用をもつフルボキサミン（ルボックス®，デプロメール®）の併用により作用が増強される。したがって，トラフ値をモニタリングしながら使用するか，他の抗うつ薬を使用する。またサイクロスポリン（サンディミュン®，ネオーラル®），タクロリムス（プログラフ®）ともにカルバマゼピン（テグレトール®）により作用が減弱される。たとえば，これらの免疫抑制剤を投与中の重症筋無力症患者がステロイド誘発性の躁状態を呈した場合，気分安定薬としてカルバマゼピン（テグレトール®）を併用することは避けるほうが安全と考えられる。

■文献

1）湯浅龍彦，早川達郎：脳炎の精神症状．神経内科，63: 514–520, 2005.
2）Sakai, F., Igarashi, H.: Prevalence of migrane in Japan: a nationwide survey. Cephalalgia, 17: 15–22, 1997.
3）Radat, F., Swendsen, J.: Psychiatric cormobidity in migrane: a review. Cephalalgia, 25: 165–178, 2005.
4）Adams, S. J., O'Brien, T. J., Lloyd, J. et al.: Neuropsychiatric morbidity in focal epilepsy. Br. J. Psychiatry, 192: 464–469, 2008.
5）山本光利：Parkinson 病の非運動症状の治療：うつ状態，睡眠障害，幻覚・妄想状態．神経内科，58：562–566, 2003.
6）須貝佑一：脊髄小脳変性症．日本臨床別冊精神医学症候群Ⅲ : 272–274, 2003.
7）磯村陽子，高岡 健：重症筋無力症の精神症状．日本医事新報，3969: 30–32, 2000.
8）Diaz-Olavarrieta, C., Cummings, J. L., Velazquez, J. et al.: Neuropsychiatric manifestations of multiple sclerosis. J. Neuropsychiatry Clin. Neurosci., 11: 51–57 1999.

第8章 慢性腎臓病

相互作用の一覧表は p.218～223

1. 慢性腎臓病の概説

慢性腎臓病（chronic kidney disease：CKD）は，2002年にアメリカで提唱された新しい概念である。慢性に進行する腎臓の疾患が多くあることから，主に蛋白尿と腎機能の面より新たにCKDと定義された。

これによると，腎臓の障害（蛋白尿など），もしくはGFR（糸球体濾過量）60ml/min/1.73㎡未満の腎機能低下が3カ月以上持続するものである。

CKDのステージ分類は表8.1のように示されている。

わが国の透析導入原疾患の第1位は糖尿病性腎症で，第2位は慢性糸球体腎炎，第3位は腎硬化症といわれている。CKDは一般に自覚症状に乏しく，微量アルブミン尿，蛋白尿などの尿異常から始まり，徐々に腎機能が低下して末期腎不全に進行する。GFRの低下に伴い，高血圧や貧血，高カリウム血症，カルシウム・リン代謝異常が出現する。

2. 慢性腎臓病の治療

CKDの治療の目的は，患者のQOLを著しく損なう末期腎不全（end-stage kidney disease：ESKD）へ至る

■表 8.1　慢性腎臓病のステージ分類[1)]

病期 ステージ	重症度の説明	進行度による分類 GFRml/min/1.73㎡
	ハイリスク群	≧90（CKD のリスクファクターを有する状態で）
1	腎障害は存在するが，GFR は正常または亢進	≧90
2	腎障害が存在し，GFR 軽度低下	60～89
3	GFR 中等度低下	30～59
4	GFR 高度低下	15～29
5	腎不全	<15

透析患者（血液透析透析，腹膜透析）の場合には D，移植患者の場合には T をつける。
CKD：慢性腎臓病　　　GER：糸球体濾過量

ことを阻止する，あるいは至る時間を遅らせることである。ESKD は血液透析，腹膜透析あるいは腎移植といった腎代替療法を必要とする。CKD の治療は，生活習慣の改善，食事指導，高血圧治療，尿蛋白・尿中アルブミンの減少，脂質異常症の治療，糖尿病・耐糖能異常の治療，貧血に対する治療，尿毒症毒素に対する治療，CKD の原因に対する治療である。

降圧療法では，ACE 阻害薬または ARB による腎保護効果が証明されている薬剤が第 1 選択薬となる。第 2 選択薬では，腎機能正常な場合はサイアザイド系利尿剤，腎機能低下の場合はループ系利尿剤が選択されるほか，Ca 拮抗薬が用いられる。脂質異常症治療薬では，HMG-CoA 還元酵素阻害薬（スタチン），フィブラート系，小腸コレステロールトランスポーター阻害薬，陰イオン交換樹脂（レジン），プロブコール，ニコチン酸系，その他としてイコサペント酸エチル（EPA）が用いられる。スタチン製剤はサイクロスポリンとの相互作用が知られている。またニコチン酸系のニセリトロールは，腎機能低下時に血小板減少症や貧血の報告があることが注意として取り上げられている。

CKD における薬物治療の注意として次の事項がある。NASIDs は腎機能のさらなる悪化を招くことがある。抗菌薬の多くは腎排泄性であるため GFR 低下例では薬剤の減量が必要となる。高尿酸血症薬のアロプリノールは，腎機能低下例では副作用頻度が上昇し，遷延性の低尿酸血症を招くとされている。重篤な副作用として過敏症状，無顆粒球症，過敏性血管炎などがある。同じ高尿酸血症治療薬のベンズブロマロンでも GFR 低下例で作用が減弱することが知られている。H_2 受容体遮断薬のほとんどは腎排泄性薬剤であることから，減量せずに使用すると腎機能低下により血中濃度が上昇する。CKD 患者では，顆粒球減少，汎血球減少症などの副作用を起こす可能性がある。抗悪性腫瘍薬では，シスプラチンなどで腎障害を引き起こす可能性が高いため，慎重なモニタリングが必要である。造影剤による腎症の可能性も指摘されているため，CKD 患者の造影剤使用も注意が必要である。

3. 慢性腎臓病患者への向精神薬投与

CKD 患者への向精神薬投与についての減量の必要性の有無を表 8.2 に示した[1)]。表にない薬剤については，安全性が確認されていないため使用を控えるべきである。薬剤添付文書によれば，腎障害がある場合，抗不安薬，

■表 8.2　慢性腎臓病でみとめられている向精神薬と使用量

		抗精神病薬		
		クロルプロマジン	ハロペリドール	リスペリドン
CCr (ml/min)	>50	30～100mg/分割，精神科で用いる場合は50～450mg/分割	0.75～6mg/分1～2	維持量2～6mg，最大12mg/分2
	10～50	腎機能正常者に同じ	腎機能正常者に同じ	初回1mg/分2とし，0.5mgずつ増量する，最大4mg/分2まで
	<10			
透析性		×	×	○

		抗躁薬			
		カルバマゼピン	バルプロ酸	クロミプラミン	スルピリド
CCr (ml/min)	>50	200～1,200mg/分1～4	400～1,200mg/分1～3	50～225mg/分1～3	50～225mg/分1～3
	10～50	腎機能正常者に同じ	腎機能正常者に同じ	腎機能正常者に同じ	腎機能正常者に同じ
	<10				
透析性		○	○	×	○

		睡眠薬			
		クアゼパム	フルニトラゼパム（内服・注射	ミダゾラム	プロチアゾラム
CCr (ml/min)	>50	15～30mg/眠前	0.5～2mg/眠前（内服）または1回0.01～0.03mg/kg（注射）	適量	0.25mg/眠前
	10～50	腎機能正常者に同じ	腎機能正常者に同じ	腎機能正常者に同じ	腎機能正常者に同じ
	<10			50%に減量	
透析性		×	×	×	×

		抗不安薬		
クエチアピン	アリピプラゾール	ジアゼパム	エチゾラム	タンドスピロン
25～75mg/分1～3，分2～3より開始し，25～50mg/日ずつ増量。最大投与量750mg	6～30mg/分1～2	4～15mg/分2～4	1～3mg/分1～3	30～60mg/分3
腎機能正常者に同じ	腎機能正常者に同じ	腎機能正常者に同じ	腎機能正常者に同じ	腎機能正常者に同じ
×	×	×	×	×

抗うつ薬				その他
フルボキサミン	ミルナシプラン	パロキセチン	セルトラリン	ドネペジル
50～150mg/分2	50～100mg/食後分割	10～50mg/分1	25～100mg/分1	3～10mg/分1
腎機能正常者に同じ	25～75mg/食後分割 25～500mg/食後分割	10～30mg/分1 10～20mg/分1	腎機能正常者に同じ	腎機能正常者に同じ
×	×*	×	×	×

睡眠薬					
ゾピクロン	ゾルピデム	エスタゾラム	トリアゾラム	ニトラゼパム	塩酸リルマザホン
0.25mg/眠前	5～10mg/分1，眠前	1回1～4mg/眠前	1回0.125～0.5mg/眠前	不眠症，麻酔前投薬には1回5～10mg/眠前または手術前，てんかんには5～15mg/適宜分割	不眠症には1回1～2mg/眠前，麻酔前投薬には1回2mg/眠前または手術前
腎機能正常者に同じ	腎機能正常者に同じ	腎機能正常者に同じ	腎機能正常者に同じ	腎機能正常者に同じ	腎機能正常者に同じ
×	×	×	×	×	×

文献1）を抜粋して引用。　＊文献2）による。

睡眠薬の多くが慎重投与の扱いとなる。抗うつ薬ではミアンセリン，ミルナシプラン，抗躁薬ではバロプロ酸が，その他の薬剤ではシアナミド，ジスルフィラム，ダントロレン経口薬が慎重投与となるため，これらを使用する際は初回投与量を減量するなどの工夫が必要となる。

4. 相互作用

薬物相互作用の少ないことで知られているミルナシプランについては，透析患者では最高血漿中濃度が腎機能正常に比べて高値を示し，生物学的半減期に延長がみられたという報告があり，透析患者では用量を減量する必要があるとされている[2)]。

降圧療法を行っている患者は多くの抗精神病薬で併用注意となる。また Ca 拮抗薬ではタンドスピロンでの血圧降下，ダントロレンとの高 K 血症の発症といった相互作用が認められるため，併用には注意が必要となる。

■文献

1）日本腎臓学会編：CKD 診療ガイド 改訂第 2 版．東京医学社，東京，2009.

2）大隅奈奈，武智美子 他：慢性血液透析患者における塩酸ミルナシプランの至適用法用量に関する検討．医薬ジャーナル，41: 129–135, 2005.

第9章
前立腺肥大症

相互作用の一覧表は p.218～223

1. 前立腺肥大症の概説

前立腺肥大症は，高齢男性に最もよくみられる排尿障害の原因となる前立腺の良性腫瘍で，有病率は高く，加齢とともに増加する。前立腺肥大症は組織学的に60歳の男性では50%以上に，85歳までに約90%に認められ，その4分の1に臨床症状が出現する。

疾患の進行に伴い，次のことが出現する。

① 前立腺の解剖学的増大

② 排尿障害を主とした臨床症状

③ 尿流動態からみた下部尿路通過障害（閉塞）

選択対象となる治療法は，無治療経過観察，薬物療法，低侵襲治療（手術），外科治療および尿道留置カテーテルなどに大きく分類される。

2. 前立腺肥大症の薬物療法

薬物療法は全般重症度が軽症から中等症の患者が適応となる。

① α受容体遮断薬は膀胱頸部および前立腺の平滑筋を弛緩させ，尿道抵抗を低下させ，排尿障害を改善

させる。比較的効果の発現頻度が早く，中長期の効果も認められており，薬物療法の標準的治療である。

② 抗男性ホルモン薬は前立腺の容積を縮小させ，下部尿路通過障害を改善し症状を軽減させる。効果発現は緩徐で，中断により前立腺の容積は再度増大することが報告されている。

③ その他の薬剤として，植物エキス製剤，アミノ酸製剤，漢方薬などがあるが，その作用機序や有用性については十分解明されていない。

3. 相互作用

抗炎症・排尿障害を促進させるパラプロスト®，パロメタン®（現在販売中止）については，相互作用はわかっていない。抗アンドロゲン作用を有するオキセンドロン（プロステチン®）やα_1受容体遮断薬であるタムスロシン塩酸塩（ハルナールD®），ナクトピジル（フリバス®，フリバスOD®，アビショット®）については，いずれの向精神薬との相互作用は今のところ見いだされていない。シロドシン（ユリーフ®）はCYP3A4での相互作用が確認されており，抗躁薬のカルバマゼピン，抗うつ薬のクロミプラミン，アミトリプチリン，睡眠薬のミダゾラム，ブロチアゾラム，ゾピクロンで併用注意となるため，使用に際しては十分な観察が必要である。薬剤添付文書上では，抗うつ薬のクロミプラミン，アミトリプチリン，マプロチリン，ミルナシプランが禁忌として扱われていることも留意する必要がある。

■文献

1）大島伸一，西澤 理，平尾佳彦，長谷川友紀：前立腺肥大症ガイドブック．
http://square.umin.ac.jp/jsee/images/guideline.pdf

第10章 緑内障

相互作用の一覧表は p.218〜223

1. 緑内障の概説

緑内障は，視神経と視野に特異的変化を有し，通常眼圧を十分に下降させることにより視神経障害を改善もしくは抑制しうる眼の機能的構造的異常を特徴とする疾患と定義されている。

分類として，眼圧上昇の原因を他に求めることのできない原発緑内障，他の眼疾患，全身疾患あるいは薬物使用が原因となって眼圧上昇をきたす続発緑内障，胎生期の隅角発育異常により眼圧上昇をきたす発達緑内障の3病型に分類される（表10.1）。

主たる症状は，眼痛，頭痛，霧視，視野欠損，充血である。急性緑内障発作などで眼圧が著明に上昇した場合，強い眼圧が突然自覚されることが多い。また，急激な眼圧上昇に伴い，吐気，嘔吐を伴った頭痛がみられ，視力低下，羞明，虹視症などを伴うとされている。角膜浮腫により霧視が自覚されることがあるのに加えて，視野異常が自覚された場合には視神経障害が進行している可能性がある。

治療の原則は以下のとおりである。

■表 10.1　緑内障の分類　（文献 1）を改変）

Ⅰ　原発緑内障
　1　原発開放隅角緑内障
　　A　原発開放隅角緑内障
　　B　正常眼圧緑内障
　2　原発閉塞隅角緑内障
　　A　原発閉塞隅角緑内障
　　B　プラトー虹彩緑内障

Ⅱ　続発緑内障
　1　続発開放隅角緑内障
　　A　線維柱帯と前房の間に房水流出抵抗の主座のある続発開放隅角緑内障
　　B　線維柱帯に房水流出抵抗の主座のある続発開放隅角緑内障
　　C　Schlemm 管により後方に房水流出抵抗の主座のある続発開放隅角緑内障
　　D　房水過分泌による続発開放隅角緑内障
　2　続発閉塞隅角緑内障
　　A　瞳孔ブロックによる続発閉塞隅角緑内障
　　B　水晶体より後方に存在する組織の前方移動による続発閉塞隅角緑内障
　　C　瞳孔ブロックや水晶体虹彩膜の移動によらない隅角癒着による続発閉塞隅角緑内障

Ⅲ　発達緑内障
　1　早発型発達緑内障
　2　遅発型発達緑内障
　3　他の先天異常を伴う発達緑内障

① 治療の目的は患者の視機能維持

② 最も確実な治療法は眼圧下降

③ 治療できる原因があれば原因治療

④ 早期発見が大切

⑤ 必要最小限の薬剤で最大の効果

⑥ 薬剤，レーザー，手術から選択

2. 緑内障治療薬

分類は下記のとおりであり，現在わが国では主に7種類の点眼薬が使用されており（表10.2），点滴および内服で使用される薬剤は4種類である（表10.3）。

①　交感神経刺激薬
　i 受容体非選択性
　ii α_1受容体選択性
②交感神経遮断薬
　i β受容体遮断薬
　　・受容体非選択性
　　・β_1受容体選択性
　ii $\alpha\beta$受容体遮断薬
③　副交感神経刺激薬
④　プロスタグランジン関連薬
⑤　炭酸脱水酵素阻害薬
　i 全身薬
　ii 局所薬
⑥高張浸透圧薬

原発開放隅角緑内障においてはプロスタグランジン関連薬やβ受容体遮断薬が優れた眼圧下降効果と良好な忍容性により，第1選択薬として使用されている。しかし，副作用などのためにβ受容体遮断薬やプロスタグランジン関連薬の使用が不適当な場合，炭酸脱水酵素阻害薬点眼，α_1受容体遮断薬，非選択性交感神経刺激薬，副交感神経刺激薬などの点眼薬も第1選択薬になりうる。単剤での効果が不十分であるときには併用療法を行う。

■表 10.2　主な緑内障点眼薬とその特徴　（文献 1）を改変）

	β受容体遮断薬	αβ受容体遮断薬	$α_1$受容体遮断薬
	チモロール カルテオロール レボブロノール ベタキソロール	ニプラジロール	ブナゾシン
眼圧下降機序	房水産生抑制	房水産生抑制＋ぶどう膜強膜流出促進	ぶどう膜強膜流出促進
全身副作用			
徐波	＋	＋	−
血圧低下	＋	＋	＋/−
頻脈・血圧上昇	−	−	−
気管支収縮	＋〜＋＋＋	＋＋＋	−
血漿脂質上昇	＋	＋	−
禁忌（受容体非選択性）	1　気管支喘息, 気管支けいれん, 重篤な慢性閉塞性肺疾患 2　コントロール不十分な心不全, 洞性徐脈, 房室ブロック 3　成分に過敏症の既往歴がある場合	β受容体遮断薬に同じ	成分に対し過敏症の既往歴がある場合
禁忌（$β_1$選択性）	1　過敏性の既往症 2　コントロール不十分な心不全 3　妊娠および妊婦の可能性		

プロスタグランジン関連薬	炭酸脱水酵素阻害薬	副交感神経刺激薬	交感神経刺激薬
トラボプロスト ラタノプロスト ウノプロストン	ドルゾラミド ブリンゾラミド	ピロカルピン	ジピベフリン
ぶどう膜強膜流出促進	房水産生抑制	線維性柱帯流出促進	線維性柱帯流出促進
−	−	−	−
−	−	−	−
−	−	−	+
−	−	+	−
−	−	−	−
成分に対し過敏症の既往歴がある場合	1　成分に対し過敏症の既往歴がある場合 2　重篤な腎障害のある患者	虹彩炎の患者	

■表 10.2　主な緑内障点眼薬とその特徴〈つづき〉

	β 受容体遮断薬	$\alpha\beta$ 受容体遮断薬	α_1 受容体遮断薬
慎重投与（受容体非選択性）	1　肺高血圧症による右心不全 2　うっ血性心不全 3　糖尿病ケトアシドーシスおよび代謝性アシドーシス 4　コントロール不十分な糖尿病	β 受容体遮断薬に同じ	
慎重投与（β_1 選択性）	1　洞性徐脈，房室ブロック，心原性ショック，うっ血症心不全 2　コントロール不十分な糖尿病 3　喘息，気管支痙攣，あるいはコントロール不十分な閉塞性肺疾患		

プロスタグランジン関連薬	炭酸脱水酵素阻害薬	副交感神経刺激薬	交感神経刺激薬
1　無水晶体眼または眼内レンズ挿入眼 2　気管支喘息またはその既往歴 3　虹彩炎，ぶどう膜炎 4　ヘルペスウィルスが潜在している可能性 5　妊婦，産婦，授乳婦	肝機能障害のある患者		1　気管支喘息 2　網膜剥離の危険のある患者 3　悪性緑内障，水晶体亜脱臼，膨隆白内障による緑内障 4　急性心不全，消化性潰瘍，胃腸痙攣，腸管閉塞，尿路閉塞，パーキンソン症候群，甲状腺機能亢進症

■表 10.3　緑内障治療薬の種類と特徴　（文献 1）を改変）

	炭酸脱水酵素
	アセタゾラミド
投与方法	内服，注射
眼圧下降機序	房水産生抑制
全身副作用	
徐脈	＋
血圧低下	＋
頻脈・血圧上昇	－
気管支収縮	＋～＋＋＋
血漿脂質上昇	＋
禁忌	1　次の患者には投与しないこと A　本剤の成分およびスルホンアミド系薬剤に対し過敏症 B　無尿，急性腎不全の患者 C　高クロール性アシドーシス，体液中の Na，K が明らかに減少している患者，副腎機能不全・アジソン病の患者 D　テルフェナジン，またはアステミゾールを投与中の患者（QT 延長，心室性不整脈を起こすおそれがある） 2　次の患者には長期投与しないこと A　慢性閉塞隅角緑内障（緑内障の悪化が顕在化するおそれがある）
慎重投与	1　進行した肝硬変 2　重篤な冠硬化症，または脳動脈硬化症 3　重篤な腎障害 4　肝疾患・肝機能障害 5　レスピレーターなどを必要とする重篤な高炭酸ガス血症 6　ジギタリス剤，糖質副腎皮質ホルモン剤，または ACTH を投与中の患者 7　減塩療法時の患者 8　高齢者 9　乳児

高浸透圧薬		
マンニトール	グリセリン	イソバイド
注射薬	内服，注射	内服
硝子体容積の減少		
−	−	−
−	−	−
−	−	−
−	−	−
−	−	−
−	−	−
1　急性頭蓋内血腫のある患者 2　果糖を加えた製剤での遺伝性果糖不耐症の患者	先天性のグリセリン，果糖不耐症の患者	急性頭蓋内血腫のある患者
1　脱水状態の患者 2　尿閉，または腎機能障害のある患者 3　うっ血性心不全 4　尿崩症の患者 5　高齢者	1　糖尿病の患者 2　重篤な心疾患の患者 3　点滴製剤では，腎障害のある患者 4　点滴製剤では，尿崩症のある患者	1　脱水状態の患者 2　尿閉，または腎機能障害のある患者 3　うっ血性心不全

交感神経β受容体遮断薬と交感神経刺激薬の併用や，ピロカルピンの併用など薬理学的には相応しくない組合せでも，実際は併用により眼圧下降が得られることも多い。ただし，2種類のβ受容体遮断薬併用，炭酸脱水酵素阻害薬の点眼薬と内服の併用など同じ薬理作用の薬剤の併用はすべきでない[1)]。

3. 向精神薬投与に際する注意点

向精神薬の大部分は抗コリン作用を有しており，緑内障の急性発作に抗コリン作用を有した薬物投与が関わることが知られている。抗ヒスタミン薬，感冒薬，鎮咳薬，胃腸薬，抗不整脈薬，散瞳薬など日常的用いられる多くの医薬品にも抗コリン作用はあるので，向精神薬には限らないし，全ての薬剤で緑内障発作が生じたことが確認されているわけでもないが，閉塞隅角緑内障においては注意が必要となる。薬物誘発性閉塞隅角緑内障の発現頻度は知られていないが，向精神薬の必要性が高い患者については，眼圧上昇のリスクを説明して理解を得ること，眼科医とレーザー虹彩切開の必要性があるかを確認することも肝要である[2)]。

現行の向精神薬薬剤添付文書によれば，抗精神病薬ではオランザピンが慎重投与，急性狭隅角緑内障では抗不安薬，抗うつ薬，睡眠薬の多くが禁忌とされている。抗躁薬ではカルバマゼピンが慎重投与となっている。β受容体遮断薬，αβ受容体遮断薬，α_1受容体遮断薬はいずれも血圧下降をきたすため，抗精神病薬との併用には注意が必要である。またチモロールはCYP2D6阻害作用を有する薬剤との併用で多くの抗精神病薬と，抗うつ薬ではクロミプラミン，アミトリプチリン，マプロチリン，トラゾドン，パロキセチンで注意が必要となる。これらの向精神薬を使用する際には，初期投与量を減量する，臨床症状の変化をよく観察するといった工夫をする。

■文献

1）日本緑内障学会編：緑内障診療ガイドライン 第 2 版．日眼会誌，110: 777–814, 2006.
2）若倉雅登：抗精神薬，抗不安薬の眼科副作用．あたらしい眼科，25: 461–464, 2008.

第11章
外傷

1. 外傷の概説

救急医療施設では刺創，切創，高所からの墜落などによる自殺企図患者が数多く搬送され，外傷の治療と並行して向精神薬による精神疾患の治療が必要となる。ただし，外傷の治療は手術的治療や経カテーテル動脈塞栓術などの非手術的治療などの機械的手技が中心であり，薬物療法はあくまで補助的である。

2. 外傷に対する薬物療法

重症外傷ではストレス潰瘍が生じやすいので，ファモチジン注（ガスター®注）やラニチジン塩酸塩注（ザンタック®注）などの H_2 受容体遮断薬の静注が用いられる。創部からの感染の予防には抗菌薬が用いられる。また，破傷風の予防には，沈降破傷風トキソイド（破トキ®など）の筋注，および，乾燥抗破傷風人免疫グロブリン（テタノブリン®など）の静注が用いられる。近年出血のコントロールには，遺伝子組換え活性型血液凝固第Ⅶ因子製剤であるエプタコグアルファ（ノボセブン®）の静注が用いられることもある。

頭部外傷では，頭蓋内圧のコントロールのために浸透圧利尿剤であるD-マンニトール（マンニットール®注）またはグリセリン（グリセオール®注）の静注が用いられる。脊髄損傷では，受傷後8時間以内であれば，大量のメチルプレドニゾロン（ソル・メドロール®注）の静注（大量療法）が用いられる。

3. 相互作用に関する注意点

バルビツール酸やフェニトインはメチルプレドニゾロンの代謝を促進するのでメチルプレドニゾロンの作用が減弱する。D-マンニトール（マンニットール®注）やグリセリン（グリセオール®注）はリチウムの腎排泄を促進してリチウム濃度を低下させる。

第12章 妊娠・周産期・授乳期の向精神薬の使用

安全性に関する一覧表は p.224～229

1. はじめに

産科医および患者は，妊娠・周産期・授乳期に向精神薬を使用することに重大な懸念を抱くが，これは催奇形性，周産期症候群，新生児毒性，および出生後の神経行動学的な発達異常などの可能性を危惧するためである。これらの時期の向精神薬療法の是非については，その危険性に関してこれまでに得られている情報が限られているため，児に対する薬物曝露の影響，向精神薬療法を行わなかった場合に母親の精神疾患に及ぼす影響，および薬物療法に代替しうる治療法などを総合的に評価，検討しなければならない。

本章では，妊娠中の向精神薬の危険性および有益性について，現時点で最新と思われる米国産婦人科学会（the American College of Obstetricians and Gynecologists）のガイドライン[1]を中心に，その他の情報を併せてこれまでに得られているエビデンスをもとに概説する。

また，個々の向精神薬の危険性評価について，いくつかの基準をまとめて表記した。すなわち，薬剤添付文書の「妊婦，産婦，授乳婦等への投与」の項に加え，米国食品薬品局（the U.S. Food and Drug Administration：

FDA）による分類[2]，オーストラリア医薬品評価委員会（Australian Drug Evaluation Committee）による基準「妊娠中の処方薬：Prescribing Medicines in Pregnancy. 4th ed」，米国小児科学アカデミー（American Academy of Pediatrics）による分類，および授乳期に母親が向精神薬を服用した場合の新生児への安全性分類[3]を併記した。妊娠・周産期・授乳期の向精神薬療法が胎児および新生児に与える影響に関する情報は，Reprotox（www.reprotox.org），TERIS（http://depts.washington.edu/terisweb）などにても検索可能である。

2. 現時点での主な勧告・結論

1）レベル A：十分な科学的エビデンスに基づく勧告・結論

- 妊娠中のリチウムへの曝露は，先天性心奇形の危険性をやや増大させるおそれがある。危険比は 1.2〜7.7。
- 妊娠中のバルプロ酸への曝露は，神経管閉鎖不全，胎児バルプロ酸症候群，および長期的に神経認知学的な有害作用を生じるなどの胎児異常の危険性の増大と関連する。可能ならば，妊娠中，特に第１三半期のバルプロ酸の使用は控えるべきである。
- 妊娠中のカルバマゼピンへの曝露は，胎児カルバマゼピン症候群と関連する。可能ならば，妊娠中，特に第１三半期のカルバマゼピンの使用は控えるべきである。
- 出産直前の母親のベンゾジアゼピン使用は，フロッピーインファント症候群と関連する。

2) レベル B：限定的，または不十分な科学的エビデンスに基づく勧告・結論

- 妊娠中および妊娠を計画中の女性には，可能ならば，パロキセチンの使用を控えるべきである。妊娠初期にパロキセチンを服用した場合には，胎児心エコー検査を検討するべきである。
- 妊娠中のベンゾジアゼピンへの曝露は，口蓋裂の危険性を増大させる。ただし，その絶対的危険率の増大は 0.01％である。
- ラモトリギンは，双極性障害の女性の妊娠中の維持療法の治療選択肢となりうる。これは，同薬が双極性うつ病に対する予防効果，および全般的な忍容性を有し，他の気分安定薬と比較して生殖における安全性プロフィールが増大してきていることなどによる。
- 母体の精神疾患を適切に治療しなかった場合，妊娠の自己管理が不良となる，栄養状態が悪化する，さらに別の薬物療法が必要となる，飲酒や喫煙が増加する，母子密着が損なわれる，などの危険を生じるおそれがある。

3) レベル C：エキスパート・コンセンサスに基づく勧告・結論

- 可能な限り産科医，精神科医，かかりつけ医，および小児科医が協調して治療にあたることが強く推奨される。
- 妊娠中の精神疾患の薬物療法は，多剤併用となるよりはむしろ，高用量を要したとしても単剤が望まし

い。

- リチウムは妊娠による生理的変化によって吸収，分布，代謝，および排泄が変化する可能性があり，妊娠中および産褥期の慎重な血中濃度のモニタリングが推奨される。
- 母乳栄養中の児の血清薬物濃度測定は推奨されない（ほとんどの場合，検出限界以下であり，有用でない）。
- 妊娠中のSSRIおよびSNRIの使用については，症例ごとに個別に検討するべきである。
- 妊娠第1三半期にリチウムに曝露された場合には，胎児心エコー検査による胎児評価を検討するべきである。

3. 妊娠・周産期・授乳期と精神疾患治療

妊娠中および授乳期の患者に対して服用中の向精神薬の中断を勧めることは，胎児および新生児が薬剤に曝露されるのを防ぐ一方，患者の精神疾患の薬物療法を放棄することを意味する。母体の精神疾患を適切に治療しなかった場合，妊娠の自己管理が不良となる，栄養状態が悪化する，さらに別の薬物療法が必要となる，飲酒や喫煙が増加する，母子密着が損なわれる，などの危険を生じるおそれがある（表12.1）。

これまでに報告されているデータによると，全ての向精神薬は胎盤を通過し[4)]，羊水中に分布し[5)]，母乳中に移行しうる[6)]。これまでに催奇形性が報告されている薬剤に関して，催奇形性の主たる危険性は胚発生期（妊娠3～8週）にあるため，妊娠週数を把握することが向精神薬療法の是非を検討する上で非常に有用である。

1）治療に関する全般的な概念

妊娠前に患者，産科医，および精神科医の間でその後の治療について十分に話し合い，一定の結論に至っていることが理想的である。必要に応じていつでも，産科医，精神科医，かかりつけ医，および小児科医が協力して治療を行うことができる体制の確立が望ましい。

妊娠中の向精神薬療法としては，多剤併用となるよりはむしろ高用量の単剤治療がより有用である。薬剤の変更は児への薬物曝露を増大させる。危険性を最小限にするための薬剤選択は，過去の使用時の有効性，過去の妊娠中の曝露，および生殖に関して入手可能な薬剤安全情報などを総合して決定しなければならない（表 12.2）。この際，代謝が単純（＝代謝段階が少ない），タンパク結合性が高い（＝胎盤通過性が低い），他の薬剤との薬物相互作用が少ない，などの薬剤が推奨される。

2）うつ病

女性がうつ病に罹患する割合は男性の約 2 倍といわれており[7,8]，女性が最もうつ病に罹患しやすい年齢は 25～44 歳とされており[9]，妊娠可能時期と大きく重なっている。妊娠する女性の 70％が何らかのうつ病症状を訴え，10～16％がうつ病の診断基準を満たすといわれている[9-12]。食欲の変化など妊娠に伴って生じる症状とうつ病の症状には重複するものも多く，うつ病が見逃されることも少なくない[9,13]。妊娠開始期に抗うつ薬を服用していた女性のうち，60％以上が妊娠中にうつ病の症状を経験する[14]。妊

■表 12.1　精神疾患が妊娠・出産・児に与える影響

疾患	催奇形性	産科的に生じうる問題
不安障害	なし	鉗子分娩，遷延分娩，急産，胎児仮死，早産，自然流産の増大
大うつ病	なし	低出生体重，胎児発育遅延，産後合併症の増大
双極性障害	なし	大うつ病の項参照
統合失調症	心血管系をはじめとする先天奇形	早産，低出生体重，妊娠週数に比して胎児が小さい，胎盤異常，妊娠中の出血の増大

■表 12.2　妊娠・周産期・授乳期の向精神薬使用と関連す

向精神薬	催奇形性	妊娠中
ベンゾジアゼピン	口唇・口蓋裂が増大する可能性がある	胎児顔面に関するエコー検査が望ましい
抗うつ薬	明確なエビデンスはない	薬剤の血中濃度低下
リチウム	心奇形の危険性が増大する	胎児心エコー検査 薬剤の血中濃度低下
抗てんかん薬	胎児奇形が増大する可能性がある	薬剤の血中濃度低下 葉酸補充 ビタミンK補充を要する薬剤もある
抗精神病薬	明確なエビデンスはない	副作用に対する抗コリン薬の使用を避ける

新生児の問題	治療選択肢
発達の遅れ，適応不良，2 歳時における発達の遅れ	ベンゾジアゼピン 抗うつ薬 精神療法
新生児コルチゾール，カテコラミン高値，乳児が容易に泣く，NICU に入院する確率が増大する	抗うつ薬 精神療法 電気けいれん療法
大うつ病の項参照	リチウム 抗けいれん薬 抗精神病薬 電気けいれん療法
新生児死亡の増大	抗精神病薬

る事象

周産期	新生児	母乳
フロッピーインファント症候群	新生児退薬症候群	胎児に鎮静を生じたとの報告がある
なし	新生児退薬症候群	なし
母体にリチウム中毒の危険性	新生児にリチウム中毒の危険性	新生児の血算，甲状腺刺激ホルモン，リチウム血中濃度の測定が必要
なし	新生児症候群 ビタミン K 補充を要する薬剤もある	新生児の血算，肝酵素，抗てんかん薬の血中濃度の測定が必要
なし	悪性症候群，腸閉塞を生じる可能性がある	なし

娠前に抗うつ薬を服用していた女性が妊娠後に抗うつ薬服用を中断すると，68％がうつ病を再発したとする報告がある[15]。同報告によると，妊娠後も服用を継続した場合のうつ病再発率は25％である。

産後うつ病とは，出産後4週または6週以内に生じる大うつ病エピソードである[16,17]が，産後うつ病と診断される女性の多くは，妊娠中からうつ病の症状を有しているといわれている[11,18-20]。これらの症状は通常の産後順応と識別困難なことが少なくない。周産期のうつ病の検出にはさまざまな評価ツール（例：Edinburgh Postnatal Depression Scale，Beck Depression Inventory，Postpartum Depression Screening Scale など）が広く用いられており[21]，検出率は68～100％（重症のうつ病ほど検出率が高い），特異度78～96％とされている[22]。

妊娠中のうつ病を適切に治療しなかった場合，早産，低出生体重，胚発育制限，および産後合併症などの有害事象が増加する。これらの関連は，うつ病が第2三半期後半から第3三半期前半に発症した場合により高率にみとめられる[23]。妊娠中のうつ病を治療しなかった母親から生まれた新生児は，通常の新生児より泣きやすく，あやすのが難しい[22-25]。妊娠中の女性がうつ病に罹患すると，ライフストレスの増大，社会サポートの低下，母体の体重増加不良，喫煙，飲酒および薬物使用とも関連するといわれ[26]，これらはすべて児に対して負の結果を生じうる[27-29]。妊娠中のうつ病を治療しなかった母親から生まれた児は，さらにその後の人生において，自殺行動，問題行為，情緒不安定および精神医学的ケアを求める割合が高くなる[30,31]。

3）双極性障害

双極性障害の生涯罹病率は 3.9～6.4%，性差はないといわれている[7,32-34]。女性は男性に比べて，双極うつ病[35]，急速交代型[36]，および混合エピソード[37,38]を生じやすい。女性が双極性障害を最も発症しやすいのは 10 代および 20 代前半である。

双極性障害の既往のある女性の場合，産後に再発する率は 32～67%といわれている[39,40]。妊娠が双極性障害の再発に予防的な作用を有するとした報告があるが[41]，この研究の対象が軽症例のみであった可能性がある。周産期の双極性障害のエピソードとしてはうつ病エピソードが多く[40,42]，再び妊娠した場合の再発率は高率である[40]。産後精神病の発症の危険率も増大し，46%にのぼるとする報告もある[43,44]。

4）不安障害

18 歳以上の 18.1%に何らかの不安障害を生じるといわれている[45]。パニック障害，全般性不安障害，心的外傷後ストレス障害，広場恐怖，特定の恐怖症と診断されるのは，女性が男性の 2 倍である。妊娠中の不安およびストレスは自然流産[46]，早産[47,48]，および遷延分娩，墜落分娩，胎児仮死などの産科合併症[49]，および鉗子分娩[50]の増加の関連因子とされているが，直接的な因果関係は現時点では不明である。

多くの研究者の一致した見解として，パニック障害は産褥期に最も悪化しやすいと考えられている[51,52]。

最近の研究では，心的外傷後ストレス障害（post traumatic stress disorder：PTSD）は経済的に恵まれない妊娠女性における3番目に多い精神医学的問題であり，その罹病率は7.7%と報告されている[53)]。PTSDの女性は他の精神医学的問題，特に大うつ病および全般性不安障害を重畳していることが多い。産科的な外傷性体験（例：急産，流産，胎児死亡）がPTSDと関連した症状の契機となったとする報告も多い。

妊娠中と強迫性障害（obsessive-compulsive disorder：OCD）の関連については未だ不明な点が多いが，妊娠がOCD症状発症の契機になりうることを指摘する臨床医および研究者は少なくない。OCD専門クリニックに通院中の女性の39%が妊娠中に発症したとする報告もある[54)]。一般的にOCDは産褥期に悪化するといわれている。

5）統合失調症（および統合失調症スペクトラム障害）

統合失調症の罹病率（女性）は1～2%であり，その多くは出産可能年齢のうちに発症する[55)]。

統合失調症の女性の妊娠に関連した有害事象は，早期産，低出生体重児，胎児発育遅延[56,57)]，胎盤異常および出生前出血，心血管系をはじめとする先天性奇形[58)]，および胎児死亡[56)]など多数の報告がある。一方，統合失調症は何らかの産科的合併症の高危険群ではなく，誘導分娩，補助分娩，帝王切開など出産時に治療介入を要する危険が高いとした報告もある[59)]。

もし妊娠中に統合失調症を治療しなかった場合，母親の自傷[60,61)]，妊娠中のケアの拒否に至る妊娠の否認[62)]，嬰児殺し[63,64)]など，母子双方にとって重大な状態を生じる危険性がきわめて高い。

4. 臨床において考慮すべきこと，および推奨されること

1) 妊娠中のうつ病治療の安全性および有効性に関するエビデンスは？

2008 年，妊娠第 1 三半期の抗うつ薬（SSRI だけでなく抗うつ薬全般）使用と先天奇形の間に有意な関連をみとめなかったとする研究結果が報告されている[65)]。

また, 妊娠中のセロトニン再取り込み阻害薬（serotonin reuptake inhibitor：SRI）の投与時期および投与期間と新生児合併症の関連性についての研究結果も報告されている[66)]。これによると，投与時期よりも投与期間の長さと早産，低出生体重，新生児の呼吸抑制の増加の間の関連をみとめたとしている。

これらの他，妊娠中の抗うつ薬療法に関するデータのほとんどは SSRI に関するものである。抗うつ薬の催奇形性および授乳中の胎児曝露による有害事象に関するエビデンスは限定的なものである[67-69)]。グラクソスミスクライン社の報告によると，妊娠第 1 三半期にパロキセチンに曝露されることにより心血管系奇形（房室中隔欠損）の危険性が 1.5～2 倍高まるとされており，これにより妊娠に関するパロキセチンの FDA カテゴリーが C から D に変更されている。

最近，妊娠第 1 三半期の SSRI の催奇形性に関して，多施設による大規模なケースコントロールスタディが行われている[70,71)]。これらの中で National Birth Defects Prevention Study によると，SSRI の使用と先天性心奇形の間に有意な相関をみとめなかったという[71)]。しかし，妊娠初期の SSRI（特にパロキセチン）使用と無脳

症，頭蓋骨縫合早期癒合症，および臍帯《さいたい》ヘルニアの間に，有意な相関がみとめられている。これらの危険性は，40以上の統計試験が行われた後に見出されたものであり，これらの結果が偶然に生じたものでないとしても，SSRI使用に関連して得られたこれらの絶対的な危険性は小さい。SSRI使用によってこれらの奇形は2～3倍増大するが，その確率は臍帯ヘルニア（5,000人に1人），頭蓋骨縫合早期癒合症（1,800人に1人），無脳症（1,000人に1人）である。一方，Slone Epidemiology Center Birth Defects Studyでは，妊娠初期のSSRI使用による頭蓋骨縫合早期癒合症，臍帯ヘルニアおよび心奇形の危険性の増大をみとめていない[70)]。ただし，パロキセチン使用と右心室拍出不全，セルトラリン使用と臍帯ヘルニアおよび房室中隔欠損の間に相関をみとめている。両研究とも，それぞれの奇形を呈した曝露胎児の数が少ないという限界がある。SSRIに関してこれまでに知られているデータの結果は一致していないが，妊娠初期にパロキセチンに曝露された場合，心奇形の可能性が少しだけ高まると考える研究者もいる。その絶対的な危険性は，出生1,000人に対して2人以下と小さく，これらの薬剤は主たる催奇形因子とは考えられていない。

妊娠後期にSSRIに曝露すると，落ち着きがない，軽度呼吸困難，一過性過多呼吸，泣きが弱い，虚弱，NICUへの入院の可能性が高まるなどの一過性の新生児合併症と関連する[72-76)]。SSRI使用と新生児持続性肺高血圧症の関連についても懸念されている[77)]（www.fda.gov/cder/drug/advisory/SSRI_PPHN200607.htm）。

妊娠中にSSRIの服用を継続することによって生じうる危険性については，治療を中断した場合のうつ病再発の危険性と併せて比較，検討するべきである。妊娠中のうつ病再発と関連する要因としては，長期にわたるうつ病の病歴（5年以上），および再発反復の既往（4エピソード以上）などが知られている[15]。これらの情報を総合して，個別に抗うつ薬療法を検討しなければならない。この際，可能ならパロキセチンは避けるべきである。妊娠初期にパロキセチンを服用していた場合には，胎児の心エコー検査を検討する必要がある。また，パロキセチンの急激な中断は退薬症候群を生じる可能性があるため，この薬剤の中断は能書を参考に慎重に行う必要がある。

SSRIの登場以前は，三環系抗うつ薬が妊娠中および授乳中の女性に対しても広く用いられてきた。三環系抗うつ薬への曝露が四肢異常の発生と関連したとする報告がある[78-80]が，後の調査ではこれらの関連は確認されていない[81,82]。三環系抗うつ薬の胎児曝露が新生児に与える神経行動学的な影響については報告されていない[83]。

三環系抗うつ薬の曝露によって生じる急性の影響として，胎児頻脈[84]，過多呼吸，頻脈，チアノーゼ，落ち着きなさ，過緊張，けいれんなどの新生児症候群[77-87]，および一過性の退薬症状[88]に関する症例報告が知られている。より最近の報告では，胎生期の三環系抗うつ薬への曝露と周産期の有害事象との間の関連はみとめられていない[69,89-91]。

抗うつ薬療法がうつ病治療の中心的な役割を担っていることに疑問の余地はないが，対人関係療法や認知行動療法などの精神療法が軽症から中等症うつ病に有効であること，および薬物療法への付加療法として有益であることは多くのデータによって示されている。また電気けいれん療法も大うつ病の有効な治療法であり，妊娠中にも安全に施行しうるものである[92,93]。

2）妊娠中の双極性障害の治療におけるリチウムの安全性および有効性に関するエビデンスは？

妊娠中にリチウムを使用することにより，先天性心奇形の危険性がやや増大する可能性がある。初期の後ろ向き研究では先天性心奇形，特にエブスタイン奇形が400倍増大すると報告されている[94,95]。その後のメタ解析の結果からは，リチウムによる心奇形の危険率は1.2～7.7倍，先天奇形全体の危険率は1.5～3倍とされている[96]。より最近のいくつかの報告では，統計学的には限定的であるものの，それまでに指摘されてきたような重大なリチウムの催奇形性は確認されていない[97-99]。

妊娠後期のリチウムへの曝露は，胎児および新生児心不整脈[100]，低血糖，腎性尿崩症[101]，羊水過多，可逆性の甲状腺機能変化[102]，早産，ベンゾジアゼピンへの曝露時にみとめられるのと類似のフロッピーインファント症候群[103]と関連している。新生児に対するリチウム毒性の症状としては筋弛緩，傾眠，および吸啜反射不良などがあり，7日以上にわたって持続する可能性がある[104]。妊娠中にリチウムに曝露された児童60人に対する追跡調査において，神経行動学的な後遺症はみとめられていない[105]。

妊娠による生理学的変化によってリチウムの吸収，分布，代謝および排出が影響を受ける可能性があり，妊娠中および産褥期のリチウム濃度の慎重なモニタリングが推奨される。胎児への危険性を考慮して妊娠中にリチウムを中断する場合には，母体の精神疾患が増悪する危険性を十分に検討した上で決断しなければならない。最近の研究によると，リチウムの急激な中断は妊娠中の双極性障害の高率の再発と関連している[42]。以下にリチウムによって治療されている双極性障害の女性が妊娠を計画する際の治療ガイドラインを示す[96]。

① 軽症で疾患エピソードを頻回に繰り返していない女性においては，妊娠前にリチウムを漸減・中止する。

② より重症のエピソードの既往があるが，短期に再発する恐れがあまり高くない女性においては，一旦，妊娠前にリチウムを漸減・中止するが，器官形成期を過ぎたら再開する。

③ 重症で頻回の疾患エピソードを有する女性に対しては，妊娠期間を通してリチウム治療を継続するべきであり，患者は生殖の危険性に関してカウンセリングを受ける必要がある。妊娠第1三半期にリチウムに曝露された女性は，胎児心エコーによる胎児の評価を受けるべきである。リチウム治療中に意図しない妊娠を生じた場合のリチウム継続の是非は，疾患の重症度，疾患の経過，およびリチウムへの曝露の時期などをもとに判断しなければならない。

3) 妊娠中の双極性障害の治療における抗てんかん薬バルプロ酸およびカルバマゼピンの安全性および有効性に関するエビデンスは？

バルプロ酸，カルバマゼピン，ラモトリギンなどの抗けいれん薬が現在，双極性障害の治療薬として用いられている。これらの薬剤の胎児に対する影響に関するデータは基本的にてんかん患者の研究から得られたものである。母体のてんかんによる病態が胎児の催奇形性に何らかの影響を与えるか否かは不明である。てんかんをもたない女性から生まれた子どもと，てんかんをもっているが妊娠中に抗てんかん薬を服用しなかった女性から生まれた子どもに出現する異常の割合は同等であったとする報告があり[106)]，てんかん自体は抗てんかん薬の催奇形性に何らの影響も与えないと考えられる。

胎生期のバルプロ酸への曝露は1～3.8％の危険率で神経管障害と関連し，さらにこれは用量依存的な関係がみとめられている[107-114)]。バルプロ酸と関連する他の先天性異常としては，頭蓋顔面異常[115)]，四肢異常[116)]，および心血管異常[117-119)]などが知られている。「胎児バルプロ酸症候群」は胎児発育遅延，顔面奇形，心・四肢の欠陥によって特徴づけられている[120-122)]。精神発達遅延[123)]，自閉症[124-127)]，およびアスペルガー症候群[125)]が「胎児バルプロ酸症候群」[125,128,129)]とともに報告されている。新生児に対する急性の危険性としては肝障害[130)]，血液凝固障害[131)]，新生児低血糖[132)]，および退薬症候群[133)]などがある。

妊娠中のカルバマゼピンへの曝露は，顔面奇形および指爪形性不全として顕在化する胎児カルバマゼピン症候群と関連する[125,134-137)]。カルバマゼピンの服用が神経管障害や発育遅延と関連するか否かは未だに不明である[125,128,134-140)]。ラモトリギンの服用により口蓋裂を生じたとする報告（1例）があり，高用量の服用（200mg/日以上）と関連している可能性があるが，これ以外にラモトリギンへの曝露が胎児の重大な異常と関連したという報告はない[141-146]。ラモトリギンの生殖に関する安全性は代替療法として有力といえるが，妊娠中の気分安定薬としての本剤の有効性についての研究は現在までのところ知られていない。

混合エピソードおよび急速交代型の既往のある双極性障害の患者に対して，バルプロ酸およびカルバマゼピンはリチウムより有用であるが，双極うつ病に対する有効性は限定的なものにとどまっている。一方，ラモトリギンは双極性障害のうつ病相の予防に有効性が示されている[147,148]。ラモトリギンは双極うつ病に対する予防効果，全般的な忍容性，および他の気分安定薬と比較して胎児への安全性に優れることなどから，妊娠中の双極性障害の維持療法の選択肢となりうる薬剤である。バルプロ酸およびカルバマゼピンを妊娠中に服用すると有害事象を生じるおそれがあるため，可能ならその使用を避けるべきである。特に妊娠第1三半期の使用は避ける必要がある。薬剤因性の神経管障害を予防するために葉酸を追加投与することの有効性は現時点では示されていないが，4mg/日の葉酸の追加投与，特に妊娠第1三半期の追加投与を試みるべきである。母親の血中α-フェトプロテイン検査，胎児心エコー検査，または詳細な胎児エコー検査によって，先天奇形に関して出生前検査を行うべきである。カルバマゼピンなどの抗てんかん薬の使用と新生児出血の増大の関連，および母体へのビタミンK補充投与の有効性については，現時点では明らかでない[149]。

4) 妊娠中の不安障害の治療の安全性および有効性に関するエビデンスは？

ベンゾジアゼピンの使用により身体的な催奇形性が非常に増大することはないようである。かつて，ジアゼパムの子宮内曝露によって口蓋裂の危険性が増大すると報告されていた[150-152]。その後のメタ解析では，出生前のベンゾジアゼピンへの曝露によって口蓋裂の危険性は増大するものの，その危険性は0.01％増大するのみである(ベンゾジアゼピンに曝露されない場合の口蓋裂の危険性が10,000人あたり6人に対し，ベンゾジアゼピンに曝露された場合の危険性は10,000人あたり7人[81]。先天性奇形を有する22,865人の子どもと有しない38,151人の子どもを対象にした最近のケースコントロールスタディによると，出生前のベンゾジアゼピンへの曝露と先天性奇形の関連はみとめられていない[153]。クロナゼパムを対象としたケースコントロールスタディでも同様の結果が示されている[154]。妊娠中にベンゾジアゼピンの中止を検討する場合，急に中止せず，漸減・中止を試みるべきである。

新生児毒性および退薬症候群については多くの報告があり，出生後は慎重に経過観察を行わなければならない。出産直前に母体にベンゾジアゼピンを使用すると，新生児が，低体温，傾眠，呼吸が弱く，授乳力も弱いフロッピーインファント症候群を呈する可能性がある[155-163]。アルプラゾラム[164]，クロルジアゼポキシド[165-1676)]，ジアゼパム[168,169)]を服用していた母親から生まれた新生児に関して，落ち着きのなさ，身体の過緊張，反射亢進，身震い，無呼吸，下痢，嘔吐によって示される新生児退薬症候群の報告が知られている。これらの症候群は出生後，3カ月にわたって持続する可能性がある[86]。

出生前のベンゾジアゼピンへの曝露が長期的な神経行動学的にいかなる影響を及ぼすかは未だ不明である。発達障害，奇形，精神遅滞，精神運動遅滞を含む「ベンゾジアゼピン曝露症候群」が存在するか否かは未だ議論の残るところである[170-172]。妊娠中にクロルジアゼポキシドに曝露された児を対象に，8カ月齢における行動異常および4歳時のIQにいかなる異常もみとめなかったとする報告がある[173]。

5) 妊娠中の統合失調症の治療の安全性および有効性に関するエビデンスは？

近年，精神病性障害に対する第1選択薬は，定型抗精神病薬から非定型抗精神病薬（リスペリドン，オランザピン，クエチアピン，ペロスピロン，アリピプラゾール，ブロナンセリン，（クロザピン））に移行してきた。非定型抗精神病薬が全般的に忍容性に優れ，統合失調症の陰性症状の治療により有効である可能性がある。また，これらの薬剤は双極性障害，強迫性障害，および治療抵抗性うつ病の治療にも用いられるようになってきている。しかし，非定型抗精神病薬の使用と生殖の安全性に関するデータはきわめて限定的なものに留まっている。妊娠中の非定型抗精神病薬の曝露の有無による妊娠結果に関する前向き比較研究によると，オランザピン，リスペリドン，クエチアピンおよびクロザピンに曝露された群では，曝露されなかった群に比べて低出生体重児の割合（曝露群が10％に対し非曝露群は2％），および治療的中絶の割合が高いことが報告されている[174)]。

定型抗精神病薬の生殖に関する安全性は，ハロペリドール，チオリダジン，フルフェナジン，ペルフェナジンン，クロルプロマジン，トリフルオペラジンなどについて多くのデータが得られている。クロルプロマジン，ハロペリドール，およびペルフェナジンに関し，有意な催奇形性はみとめられていない[175-177)]。妊娠悪阻に対してハロペリドールによる治療を受けた女性100人（平均1.2mg/日）における研究では，妊娠期間，胎児生存率，出生体重はいずれも有意な異常を示していない[178)]。悪阻に対してフェノチアジンを投与された20,000人以上の女性を対象とした大規模前向き研究においても，新生児生存率および重症奇形に関して有意な異常をみとめていない[179)]。習慣性流産および悪阻に対してトリフルオペラジンを投与された患者に関する後ろ向き研究においても，同様の結果が得られている[180,181)]。一方，ピペラジン系でない脂肪族側鎖を有するフェノチアジン系抗精神病薬が重大な奇形と関連していたとの報告もある[182)]。以前に得られたデータを再解析した研究では，妊娠4～10週のフェノチアジン曝露が奇形と有意に関連していたとの結果が得られている[183)]。2008年，妊娠初期の抗精神病薬使用と先天奇形に関する大規模な研究が報告されている。これによると，ジキシラジンおよびプロクロルペラジン以外の抗精神病薬を使用した場合，先天奇形の危険性に弱い相関をみとめている[184)]。

妊娠中に定型抗精神病薬に曝露（比較的低用量ではあるが）された児童203人に関する神経行動学的な研究では，4歳の時点でのIQに有意差をみとめなかったとされている[185,186]。

定型抗精神病薬への曝露と関連して報告されている胎児および新生児毒性としては，向精神薬悪性症候群[187]，ジスキネジア[188]，筋緊張および根・腱反射亢進が数カ月にわたって持続する錐体外路症状[189]，新生児黄疸[190]，腸閉塞[191]などがある。

胎児および新生児が錐体外路症状の治療薬（例：ジフェンヒドラミン，ベンズトロピン，アマンタジン）に曝露されることもある。ジフェンヒドラミンへの曝露によって口蓋裂の危険性が有意に増大したとするケースコントロールスタディがある[150]。一方，ジフェンヒドラミンへの曝露は胎児の奇形の危険因子とはならないとする報告もある[192,193]。ベンズトロピンおよびアマンタジンの催奇形性に関する臨床研究は今までのところみとめられない。

以上を総合すると，定型抗精神病薬は40年以上にわたって広く用いられてきており，これまでに得られたデータからは胎児への催奇形性および毒性は小さいといえる。特にピペラジン系フェノチアジン（例：トリフルオペラジンおよびペルフェナジン）の催奇形性は特に小さいと考えられる[182]。周産期における定型抗精神病薬の用量は，錐体外路症状の治療薬の投与を要しない最小用量を維持するべきである。現在，使用可能な非定型抗精神病薬についても同様に，これらの薬剤への曝露が新生児毒性および催奇形性の危険性を増大させる可能性を示唆するエビデンスはほとんどない。これらの薬剤に曝露された児童について，長期的な神経行動学的研究は現在までのところ知られていない。よって，妊娠中および授乳中に，非定型抗精神病薬を悪化したときだけ服用するといった機会的投与は推奨できない。非定型抗精神病薬を服用中の女性が妊娠した場合，非定型抗精神病薬（胎児がすでに曝露されている）による維持療法が定型抗精神病薬（胎児がまだ曝露されていない）への切り替えより望ましいか否かを，包括的評価を行うことが重要である。

6）授乳中に向精神薬を使用することの危険性は？

母乳栄養が母子ともに有益なことは疑う余地のない事実であるが，この有益性は母乳栄養によって児が治療薬に曝露される危険性との比較の上で検討される必要がある。治療薬の多くは，非常に低濃度であり新生児への臨床的影響は低いと考えられるものの，母乳中に移行する。母乳栄養中の新生児の薬物血清濃度の測定は，ほとんどの検査機関における検出閾値以下の値である可能性が高く，推奨されない。しかし，曝露薬剤に関連している可能性のある異常を児にみとめたときには，すぐに母乳栄養を中止するべきである。母乳中の薬物濃度に関して文献的に評価するかぎり，母乳栄養の決断を促しうる[194)]。

うつ病治療においては，セルトラリン，フルオキセチン，パロキセチン，フルボキサミン，およびシタロプラムに曝露された母子173組に関する追跡研究が行われている[195-217)]。この研究の結果からは，母乳栄養中の薬剤への曝露は胎盤を通じての曝露と比較してかなり低濃度である[195,203,210,218)]。一般的に母乳中に検出されるSSRIはきわめて低濃度である。有害事象を生じたとする報告がごく少数みとめられるが，その後の経過の報告ほとんどない。母乳栄養中にSSRIに曝露された児に対する長期的な神経行動学的研究は，現在までのところ報告されていない。

三環系抗うつ薬も，これまで授乳中に広く用いられてきた。有害事象の報告としては，母乳栄養中にドキセピンに曝露されたことによって呼吸抑制を生じたとする報告があるのみであり，これによって授乳中のドキセピンの使用は避けるべきであるとの結論が得られている。しかし他のほとんどの三環系抗うつ薬は，授乳中も安全に使用できる[219]。

授乳とリチウム使用に関して10組の母子のデータが知られている[104,223-227]。これらの中で，2人の児に傾眠，脱力，低体温，チアノーゼ，心電図変化を含む有害事象が報告されている[104,204]。米国小児科学アカデミーは，授乳中のリチウムの使用を控えるよう勧めている[228]。脱水によってリチウム毒性への脆弱性が増大するおそれがあるため，リチウムを服用中の母親の児の水分補給状態は慎重にモニタリングする必要がある[103]。授乳中のリチウムへの曝露に関して，その後の長期的な神経行動学的な影響を調査した報告は知られていない。

授乳中のバルプロ酸への曝露に関連した報告としては，授乳中に同薬を使用した41組の母子に関する一連の報告が知られており，その中では血小板減少症および貧血を来した児を1例みとめたのみである[229-237]。母乳栄養中のバルプロ酸への曝露が児に与える神経行動学的な影響に関する研究はこれまで実施されていない。米国小児科学会および世界保健機関（World Health Organization：WHO）の薬物と母乳に関する作業部会では，バルプロ酸の服用と母乳栄養は両立しうると結論している[228,238]。母乳中のカルバマゼピンによる有害事象には一過性胆汁うっ滞型肝炎[239,240]，高ビリルビン血症[241]が知られている。薬物と母乳に関するWHOの作業部会では，授乳中のカルバマゼピン使用は“probably safe（ほぼ安全）”と結論している[238]。

不安障害の治療に関しては，ベンゾジアゼピンは他の向精神薬に比べて母乳/血清比が低いことが示されている[242,243]。ベンゾジアゼピンを比較的低用量で使用することは，育児における禁忌事項ではないと結論する専門家もいる[244]。しかし母親のベンゾジアゼピン使用が低用量であったにもかかわらず，ベンゾジアゼピン代謝に障害を有する児が過鎮静および母乳摂取不良を生じる可能性もある[245]。

母親が母乳栄養中にクロルプロマジンを使用していた7人の児に関して，いずれも16月齢および5歳時の経過観察において発達に問題をみとめなかったとする報告がある[246]。一方，母親が母乳栄養中にクロルプロマジンとハロペリドールの両方を処方されていた3人の児において，12～18月齢において発達の遅れを示したとする報告も知られている[247]。

■文献

1）ACOG Practice Bulletin: Clinical management guidelines for obstetrician-gynecologists number 92, April 2008 (replaces practice bulletin number 87, November 2007). Use of psychiatric medications during pregnancy and

lactation. Obstet. Gynecol., 111(4): 1001–1020, 2008..
2) Briggs, G. G., Freeman, R. K., Yaffe, S. J.: Drugs in pregnancy and lactation. 7th. ed. Philadelphia (PA), Lippincott Williams & Wilkins, 2005.
3) Hale, T. W.: Medications in Mother's Milk. Amaraillo (TX): Pharmasoft Publishing, 2004.
4) Doering, P. L., Stewart, R. B.: The extent and character of drug consumption during pregnancy. JAMA, 239: 843–846, 1978.
5) Hostetter, A., Ritchie, J. C., Stowe, Z. N.: Amniotic fluid and umbilical cord blood concentrations of antidepressants in three women. Biological Psychiatry, 48(10): 1032–1040, 2000.
6) Newport, D. J., Hostetter, A., Arnold, A. et al.: The treatment of postpartum depression: minimizing infant exposures. Journal of Clinical Psychiatry, 63(Suppl 7): 31–44, 2002.
7) Kessler, R. C., McGonagle, K. A., Zhao, S. et al.: Lifetime and 12-month prevalence of DSM-Ⅲ-R psychiatric disorders in the United States. Results from the National Comorbidity Survey. Archives of General Psychiatry, 51: 8–19, 1994.
8) NIMH : The numbers count: mental disorders in America. NIH Publication December 12, 2006. 2006; No. 06-4584.
9) Weissman, M., Olfson, M.: Depression in women: implications for health care research. Science, 269: 799–801, 1995.
10) O'Hara, M. W., Neunaber, D. J., Zekoski, E. M.: Prospective study of postpartum depression: prevalence, course and predictive factors. Journal of Abnormal Psychology, 93: 158–171, 1984.
11) Gotlib, I. H., Whiffen, V. E., Mount, J. H. et al.: Preva-

lence rates and demographic characteristics associated with depression in pregnancy and the postpartum. Journal of Consultation Clinical Psychology, 57: 269−274, 1989.

12) Affonso, D. D., Lovett, S., Paul, S. M. et al.: A standardized interview that differentiates pregnancy and postpartum symptoms from perinatal clinical depression. Birth, 17: 121−130, 1990.

13) Kumar, R., Robson, K.: A prospective study of emotional disorders in childbearing women. British Journal of Psychiatry, 144: 35−47, 1984.

14) Hostetter, A., Stowe, Z. N., Strader, J. R. Jr. et al.: Dose of selective serotonin uptake inhibitors across pregnancy: clinical implications. Depression and Anxiety, 11: 51−57, 2000.

15) Cohen, L. S., Altshuler, L. L., Harlow, B. L. et al.: Relapse of major depression during pregnancy in women who maintain or discontinue antidepressant treatment. JAMA, 295: 499−507, 2006.

16) Association AP.: Diagnostic and statistical manual of mental disorders: DSM−Ⅳ−TR 4th ed. text version. Vol. 4th ed. Washington DC: APA, 2000.

17) Cox, J.: Postnatal mental disorder: towards ICD−11. World Psychiatry, 3: 96−97, 2004.

18) Stowe, Z. N., Hostetter, A. L, Newport, D. J.: The onset of postpartum depression: implications for clinical screening in obstetrical and primary care. American Journal of Obstetrics and Gynecology, 192: 522−526, 2005.

19) Watson, J. P., Elliott, S. A., Rugg, A. J. et al.: Psychiatric disorder in pregnancy and the first postnatal year. British Journal of Psychiatry, 144: 453−462, 1984.

20) Evans, J., Heron, J., Francomb, H. et al.: Cohort study of depressed mood during pregnancy and after

childbirth. British Medical Journal, 323: 257–260, 2001.

21) Cox, J. L., Holden, J. M., Sagovsky, R.: Detection of postnatal depression. Development of the 10–item Edinburgh Postnatal Depression Scale. British Journal of Psychiatry, 150: 782–786, 1987.

22) Murray, L., Carothers, A. D.: The validation of the Edinburgh Post-natal Depression Scale on a community sample. British Journal of Psychiatry, 157: 288–290, 1990.

23) Hoffman, S., Hatch, M. C.: Depressive symptomatology during pregnancy: evidence for an association with decreased fetal growth in pregnancies of lower social class women. Health Psychology, 19: 535–543, 2000.

24) Field, T., Diego, M. A., Dieter, J. et al.: Depressed withdrawn and intrusive mothers' effects on their fetuses and neonates. Infant Behavioral Development, 24: 27–39, 2001.

25) Zuckerman, B., Bauchner, H., Parker, S. et al.: Maternal depressive symptoms during pregnancy, and newborn irritability. Journal of Developmental and Behavioral Pediatrics, 11: 190–194, 1990.

26) Zuckerman, B., Amaro, H., Bauchner, H. et al.:Depressive symptoms during pregnancy: relationship to poor health behaviors. American Journal of Obstetrics and Gynecology, 160: 107–1111, 1989.

27) Zuckerman, B., Frank, D. A., Hingson, R. et al.: Effects of maternal marijuana and cocaine use on fetal growth. New England Journal of Medicine, 320: 762–768, 1989.

28) Rosett, H. L., Weiner, L., Lee, A. et al.: Patterns of alcohol consumption and fetal development. Obstetrics and Gynecology, 61: 539–546, 1983.

29) Sexton, M., Hebel, J. R.: A clinical trial of change in maternal smoking and its effect on birth weight. JAMA, 251: 911–915, 1984.

30) Weissman, M. M., Prusoff, B. A., Gammon, G. D. et al.: Psychopathology in the children (ages 6–18) of depressed and normal parents. Journal of American Academy of Child Psychiatry, 23: 78–84, 1984.
31) Lyons-Ruth, K., Wolfe, R., Lyubchik, A.: Depression and the parenting of young children: making the case for early preventive mental health services. Harvard Review of Psychiatry, 8: 148–153, 2000.
32) Judd, L. L., Akiskal, H. S.: The prevalence and disability of bipolar spectrum disorders in the US population: reanalysis of the ECA database taking into account subthreshold cases. Journal of Affective Disorder, 73: 123–131, 2003.
33) Kessler, R. C., Chiu, W. T., Demler, O. et al.: Prevalence, severity, and comorbidity of 12-month DSM–Ⅳ disorders in the National Comorbidity Survey Replication. Archives of General Psychiatry, 62: 617–627, 2005.
34) Robins, L. N., Helzer, J. E., Weissman, M. M. et al.: Lifetime prevalence of specific psychiatric disorders in three sites. Archives of General Psychiatry, 41: 949–958, 1984.
35) Angst, J.: The course of affective disorders. Ⅱ. Typology of bipolar manic-depressive illness. Archiv for Psychiatrie und Nervenkrankheiten, 226: 65–73, 1978.
36) Yildiz, A., Sachs, G. S.: Characteristics of rapid cycling bipolar-I patients in a bipolar specialty clinic. Journal of Affective Disorder, 79: 247–251, 2004.
37) McElroy, S. L., Keck, P. E. Jr., Pope, H. G. Jr. et al.: Clinical and research implications of the diagnosis of dysphoric or mixed mania or hypomania. American Journal of Psychiatry, 149: 1633–1644, 1992.
38) Arnold, L. M., McElroy, S. L., Keck, P. E. Jr.: The role of gender in mixed mania. Comprehensive Psychiatry,

41: 83–87, 2004.

39) Akdeniz, F., Vahip, S., Pirildar, S. et al.: Risk factors associated with childbearing-related episodes in women with bipolar disorder. Psychopathology, 36: 234–238, 2003.

40) Freeman, M. P., Smith, K. W., Freeman, S. A. et al.: The impact of reproductive events on the course of bipolar disorder in women. Journal of Clinical Psychiatry, 63: 284–287, 2002.

41) Grof, P., Robbins, W., Alda, M. et al.: Protective effect of pregnancy in women with lithium-responsive bipolar disorder. Journal of Affective Disorder, 61: 31–39, 2000.

42) Viguera, A. C., Nonacs, R., Cohen, L. S. et al.: Risk of recurrence of bipolar disorder in pregnant and nonpregnant women after discontinuing lithium main-tenance. American Journal of Psychiatry, 157: 179–184, 2000.

43) Kendall, R. E., Chalmers, J. C., Platz, C.: Epidemiology of puerperal psychosis. British Journal of Psychiatry, 150: 662–673, 1987.

44) Marks, M. N., Wieck, A., Checkley, S. A. et al.: Contribution of psychological and social factors to psychotic and non-psychotic relapse after childbirth in women with previous histories of affective disorder. Journal of Affective Disorder, 24: 253–263, 1992.

45) Kessler, R. C., Berglund, P., Demler, O. et al.: Life-time prevalence and age-of-onset distributions of DSM–Ⅳ disorders in the National Comorbidity Survey Replication. Archives of General Psychiatry, 62: 593–602, 2005.

46) Boyles, S. H., Ness, R. B, Grisso, J. A. et al.: Life event stress and the association with spontaneous abortion in gravid women at an urban emergency department. Health Psychology, 19: 510–514, 2000.

47) Berkowitz, G. S., Kasl, S. V.: The role of psychosocial factors in spontaneous preterm delivery. Journal of Psychosomatic Research, 27: 283–290, 1983.
48) Perkin, M. R., Bland, J. M., Peacock, J. L. et al.: The effect of anxiety and depression during pregnancy on obstetric complications. British Journal of Obstetrics and Gynecology, 100: 629–634, 1993.
49) Pagel, M. D., Smilkstein, G., Regen, H. et al.: Psychosocial influences on new born outcomes: a controlled prospective study. Social Science and Medicine, 30: 597–604, 1990.
50) Taylor, A., Fisk, N. M., Glover, V.: Mode of delivery and subsequent stress response. Lancet, 355: 120, 2000.
51) Northcott, C. J., Stein, M. B.: Panic disorder in pregnancy. Journal of Clinical Psychiatry, 55: 539–542, 1994.
52) Cohen, L. S., Sichel, D. A., Dimmock, J. A. et al.: Postpartum course in women with preexisting panic disorder. Journal of Clinical Psychiatry, 55: 289–292, 1994.
53) Loveland Cook, C. A., Flick, L. H., Homan, S. M. et al.: Posttraumatic stress disorder during pregnancy: prevalence, risk factors, and treatment. Obstetrics and Gynecology, 103: 710–717, 2004.
54) Neziroglu, F., Anemone, R., Yaryura-Tobias, J. A.: Onset of obsessive-compulsive disorder in pregnancy. American Journal of Psychiatry, 149: 947–950, 1992.
55) Goldstein, D. J., Corbin, L. A., Fung, M. C.: Olanzapineexposed pregnancies and lactation: early experience. Journal of Clinical Psychopharmacology, 20: 399–403, 2000.
56) Bennedsen, B. E., Mortensen, P. B., Olesen, A. V. et al.: Preterm birth and intra-uterine growth retardation among children of women with schizophrenia. British Journal of Psychiatry, 175: 239–245, 1999.

57) Nilsson, E., Lichtenstein, P., Cnattingius, S. et al.: Women with schizophrenia: pregnancy outcome and infant death among their offspring. Schizophrenia Research, 58: 221–229, 2002.

58) Jablensky, A. V., Morgan, V., Zubrick, S. R. et al.: Pregnancy, delivery, and neonatal complications in a population cohort of women with schizophrenia and major affective disorders. American Journal of Psychia-try, 162 (1): 79–91, 2005.

59) Bennedsen, B. E., Mortensen, P. B., Olesen, A. V. et al.: Obstetric complications in women with schizophrenia. Schizophrenia Research, 47: 167–175, 2001.

60) Coons, P. M., Ascher-Svanum, H., Bellis, K.: Self-amputation of the female breast. Psychosomatics, 27: 667–668, 1986.

61) Yoldas, Z., Iscan, A., Yoldas, T. et al.: A woman who did her own caesarean section. Lancet, 348: 135, 1996.

62) Slayton, R. I., Soloff, P. H.: Psychotic denial of third-trimester pregnancy. Journal of Clinical Psychiatry, 42: 471–473, 1981.

63) Bucove, A. D.: A case of prepartum psychosis and infanticide. Psychiatric Quarterly, 42: 263–270, 1968.

64) Mendlowicz, M. V., da Silva Filho, J. F., Gekker, M. et al.: Mothers murdering their newborns in the hospital. General Hospital Psychiatry, 22: 53–55, 2000.

65) Ramos, E., St-Andre, M., Rey, E. et al.: Duration of antidepressant use during pregnancy and risk of major congenital malformations. British Journal of Psychiatry, 192: 344–350, 2008.

66) Oberlander, T. F., Warburton, W., Misri, S. et al.: Effects of timing and duration of gestational exposure to serotonin reuptake inhibitor antidepressant: population-based study. British Journal of Psychiatry, 192: 338–343,

2008.
67) Wen, S. W., Yang, Q., Garner, P. et al.: Selective serotonin reuptake inhibitors and adverse pregnancy outcomes. American Journal of Obstetrics and Gynecology, 194: 961–966, 2006.
68) Malm, H., Klaukka, T., Neuvonen, P. J.: Risks associated with selective serotonin reuptake inhibitors in pregnancy. Obstetrics and Gynecology, 106: 1289–1296, 2005.
69) Einarson, T. R., Einarson, A.: Newer antidepressants in pregnancy and rates of major malformations: a meta-analysis of prospective comparative studies. Pharmacoepidemiology and Drug Safety, 14: 823–827, 2005.
70) Louik, C., Lin, A. E., Werler, M. M. et al.: First-trimester use of selective serotoninreuptake inhibitors and the risk of birth defects. New England Journal of Medicine, 356: 2675–2683, 2007.
71) Alwan, S., Reefhuis, J., Rasmussen, S. A. et al.: Use of selective serotonin-reuptake inhibitors in pregnancy and the risk of birth defects. National Birth Defects Prevention Study. New England Journal of Medicine, 356: 2684–2692, 2007.
72) Moses-Kolko, E. L., Bogen, D., Perel, J. et al.: Neonatal signs after late in utero exposure to serotonin reuptake inhibitors: literature review and implications for clinical applications. JAMA, 293: 2372–2383, 2005.
73) Chambers, C. D., Johnson, K. A., Dick, L. M. et al.: Birth outcomes in pregnant women taking fluoxetine. New England Journal of Medicine, 335: 1010–1015, 1996.
74) Costei, A. M., Kozer, E., Ho, T. et al.: Perinatal outcome following third trimester exposure to paroxe-tine. Archives of Pediatrics and Adolescent Medicine, 156: 1129–1132, 2002.

75) Kallen, B.: Neonate characteristics after maternal use of antidepressants in late pregnancy. Archives of Pediatrics and Adolescent Medicine, 158: 312–316, 2004.

76) Zeskind, P. S., Stephens, L. E.: Maternal selective serotonin reuptake inhibitor use during pregnancy and newborn neurobehavior. Pediatrics, 113: 368–375, 2004.

77) Chambers, C. D., Hernandez-Diaz, S., Van Marter, L. J. et al.: Selective serotonin-reuptake inhibitors and risk of persistent pulmonary hypertension of the newborn. New England Journal of Medicine, 354: 579–587, 2006.

78) Barson, A. J.: Malformed infant. British Medical Journal, 2: 45, 1972.

79) Elia, J., Katz, I. R., Simpson, G. M.: Teratogenicity of psychotherapeutic medications. Psychopharmacological Bulletin, 23: 531–586, 1987.

80) McBride, W. G.: Limb deformities associated with iminodibenzyl hydrochloride. Medical Journal of Australia, 1: 492, 1972.

81) Altshuler, L. L., Cohen, L., Szuba, M. P. et al.: Pharmacologic management of psychiatric illness during pregnancy: dilemmas and guidelines. American Journal of Psychiatry, 153: 592–606, 1996.

82) McElhatton, P. R., Garbis, H. M., Elefant, E. et al.: The outcome of pregnancy in 689 women exposed to therapeutic doses of antidepressants. A collaborative study of the European Network of Teratology Information Services (ENTIS). Reproductive Toxicology, 10: 285–294, 1996.

83) Nulman, I., Rovet, J., Stewart, D. E. et al.: Neurodevelopment of children exposed in utero to anti-depressant drugs. New England Journal of Medicine, 336: 258–262, 1997.

84) Prentice, A., Brown, R.: Fetal tachyarrhythmia and

maternal antidepressant treatment. British Medical Journal, 298: 190, 1989.

85) Eggermont, E.: Withdrawal symptoms in neonates associated with maternal imipramine therapy. Lancet, 2: 680, 1973.

86) Miller, L. J.: Clinical strategies for the use of psychotropic drugs during pregnancy. Psychiatric Medicine, 9: 275–298, 1991.

87) Webster, P. A.: Withdrawal symptoms in neonates associated with maternal antidepressant therapy. Lancet, 2: 318–319, 1973.

88) Misri, S., Sivertz, K.: Tricyclic drugs in pregnancy and lactation: a preliminary report. International Journal of Psychiatry in Medicine, 21: 157–171, 1991.

89) Simon, G. E., Cunningham, M. L., Davis, R. L.: Outcomes of prenatal antidepressant exposure. American Journal of Psychiatry, 159: 2055–2061, 2002.

90) Yaris, F., Kadioglu, M., Kesim, M. et al.: Newer antidepressants in pregnancy: prospective outcome of a case series. Reproductive Toxicology, 19: 235–238, 2004.

91) Yaris, F., Ulku, C., Kesim, M. et al.: Psychotropic drugs in pregnancy: a case-control study. Progress in Neuropsychopharmacology and Biological Psychiatry, 29: 333–338, 2005.

92) Chun-Fai-Chan, B., Koren, G., Fayez, I. et al.: Pregnancy outcome of women exposed to bupropion during pregnancy: a prospective comparative study. American Journal of Obstetrics and Gynecology, 192: 932–936, 2005.

93) Rabheru, K.: The use of electroconvulsive therapy in special patient populations. Canadian Journal of Psychiatry, 46: 710–719, 2001.

94) Nora, J. J., Nora, A. H., Toews, W. H.: Lithium, Ebstein's anomaly, and other congenital heart defects

[letter]. Lancet, 2: 594–595, 1974.
95) Weinstein, M. R., Goldfield, M.: Cardiovascular malformations with lithium use during pregnancy. American Journal of Psychiatry, 132: 529–531, 1975.
96) Cohen, L. S., Friedman, J. M., Jefferson, J. W. et al.: A reevaluation of risk of in utero exposure to lithium. JAMA, 271: 146–150, 1994.
97) Kallen, B., Tandberg, A.: Lithium and pregnancy. A cohort of manic-depressive women. Acta Psychiatrica Scandinavica, 68: 134–139, 1983.
98) Jacobson, S. J., Jones, K., Johnson, K. et al.: Prospective multicentre study of pregnancy outcome after lithium exposure during first trimester. Lancet, 339: 530–533, 1992.
99) Friedman, J. M., Polifka, J. E.: Teratogenic effects of drugs: a resource for clinicians (TERIS). 2nd ed. Baltimore (MD): Johns Hopkins University Press, 2000.
100) Wilson, N., Forfar, J. C., Godman, M. J.: Atrial flutter in the newborn resulting from maternal lithium ingestion. Archives of Disease in Childhood, 58: 538–539, 1983.
101) Mizrahi, E. M., Hobbs, J. F., Goldsmith, D. I.: Nephrogenic diabetes insipidus in transplacental lithium intoxication. Journal of Pediatrics, 94: 493–495, 1979.
102) Karlsson, K., Lindstedt, G., Lundberg, P. A. et al.: Transplacental lithium poisoning: reversible inhibition of fetal thyroid [letter]. Lancet, 1: 1295, 1975.
103) Llewellyn, A., Stowe, Z. N., Strader, J. R. Jr.: The use of lithium and management of women with bipolar disorder during pregnancy and lactation. Journal of Clinical Psychiatry, 59 (suppl 6): 57–64 (discussion 65), 1998.
104) Woody, J. N., London, W. L., Wilbanks, G. D. Jr.:

Lithium toxicity in a newborn. Pediatrics, 47: 94–96, 1971.

105) Schou, M.: What happened later to the lithium babies? A follow-up study of children born without malformations. Acta Psychiatrica Scandinavica, 54: 193–197, 1976.

106) Holmes, L. B., Harvey, E. A., Coull, B. A. et al.: The teratogenicity of anticonvulsant drugs. New England Journal of Medicine, 344: 1132–1138, 2001.

107) Jager-Roman, E., Deichl, A., Jakob, S. et al.: Fetal growth, major malformations, and minor anomalies in infants born to women receiving valproic acid. Journal of Pediatrics, 108: 997–1004, 1986.

108) Lindhout, D., Schmidt, D.: In-utero exposure to Valproate and neural tube defects. Lancet, 1: 1392–1393, 1986.

109) Centers for Disease Control(CDC). Spina bifida incidence at birth – United States, 1983–1990. Morbidity and Mortality Weekly Report (MMWR), 41: 497–500, 1992.

110) Samren, E., van Duijn, C. M., Koch, S. et al.: Maternal use of antiepileptic drugs and the risk of major congenital malformations: a joint European prospective study of human teratogenesis associated with maternal epilepsy. Epilepsia, 38: 981–990, 1997.

111) Omtzigt, J. G., Los, F. J., Meiger, J. W. et al.: The 10, 11–epoxide–10, 11–diol pathway of carbamazepine in early pregnancy in maternal serum, urine, and amniotic fluid: effect of dose, comedication, and relation to outcome of pregnancy. Therapeutic Drug Monitoring, 15: 1–10, 1993.

112) Samren, E., van Duijn, C. M., Christiaens, G. C. et al.: Antiepileptic drug regimens and major congenital

abnormalities in the offspring. Annals of Neurology, 46: 739–746, 1999.

113) Canger, R., Battino, D., Canevini, M. P. et al.: Malformations in offspring of women with epilepsy: a prospective study. Epilepsia, 40: 1231–1236, 1999.

114) Kaneko, S., Battino, D., Andermann, E. et al.: Congenital malformations due to antiepileptic drugs. Epilepsy Research, 33: 145–158, 1999.

115) Paulson, G. W., Paulson, R. B.: Teratogenic effects of anticonvulsants. Archives of Nerology, 38: 140–143, 1981.

116) Rodriguez-Pinilla, E., Arroyo, I., Fondevilla, J. et al.: Prenatal exposure to valproic acid during pregnancy and limb deficiencies: a case-control study. American Journal of Medical Genetics, 90: 376–381, 2000.

117) Dalens, B., Raynaud, E. J., Gaulme, J.: Teratogenicity of valproic acid. Journal of Pediatrics, 97: 332–333, 1980.

118) Koch, S., Jager-Roman, E., Rating, D. et al.: Possible teratogenic effect of valproate during pregnancy. Journal of Pediatrics, 103: 1007–1008, 1983.

119) Sodhi, P., Poddar, B., Parmar, V.: Fatal cardiac malformation in fetal valproate syndrome. Indian Journal of Pediatrics, 68: 989–990, 2001.

120) Winter, R. M., Donnai, D., Burn, J. et al.: Fetal Valproate syndrome: is there a recognisable phenotype? Journal of Medical Genetics, 24: 692–695, 1987.

121) Ardinger, H. H., Atkin, J. F., Blackston, R. D. et al.: Verification of the fetal Valproate syndrome phenotype. American Journal of Medical Genetics, 29: 171–185, 1988.

122) Martinez-Frias, M. L.: Clinical manifestation of prenatal exposure to valproic acid using case reports and epidemiologic information. American Journal of Medical Genetics, 37: 277–282, 1990.

123) Kozma, C.: Valproic acid embryopathy: report of two siblings with further expansion of the phenotypic abnormalities and a review of the literature. American Journal of Medical Genetics, 98: 168–175, 2001.

124) Williams, P. G., Hersh, J. H.: A male with fetal valproate syndrome and autism. Developmental Medicine and Child Neurology, 39: 632–634, 1997.

125) Moore, S. J., Turnpenny, P., Quinn, A. et al.: A clinical study of 57 children with fetal anticonvulsant syndromes. Journal of Medical Genetics, 37: 489–497, 2000.

126) Bescoby-Chambers, N., Forster, P., Bates, G.: Foetal Valproate syndrome and autism: additional evidence of an association[letter]. Developmental Medicine and Child Neurology, 43: 847, 2001.

127) Williams, G., King, J., Cunningham, M. et al.: Fetal valproate syndrome and autism: additional evidence of an association. Developmental Medicine and Child Neurology, 43: 202–206, 2001.

128) Gaily, E., Kantola-Sorsa, E., Granstrom, M. L.: Specific cognitive dysfunction in children with epileptic mothers. Developmental Medicine and Child Neurology, 32: 403–414, 1990.

129) Adab, N., Jacoby, A., Smith, D. et al.: Additional educational needs in children born to mothers with epilepsy. Journal of Neurology, Neurosurgery, and Psychiatry, 70: 15–21, 2001.

130) Kennedy, D., Koren, G.: Valproic acid use in psychiatry: issues in treating women of reproductive age. Journal of Psychiatry and Neuroscience, 23: 223–228, 1998.

131) Mountain, K. R., Hirsch, J., Gallus, A. S.: Neonatal coagulation defect due to anticonvulsant drug treatment

in pregnancy. Lancet, 1: 265–268, 1970.
132）Thisted, E., Ebbesen, F.: Malformations, withdrawal manifestations, and hypoglycaemia after exposure to Valproate in utero. Archives of Disease in Childhood, 69: 288–291, 1993.
133）Ebbesen, F., Joergensen, A., Hoseth, E. et al.: Neonatal hypoglycaemia and withdrawal symptoms after exposure in utero to valproate. Archives of Disease in Childhood. Fetal and Neonatal Edition, 83: F124–129, 2000.
134）Jones, K. L., Lacro, R. V., Johnson, K. A. et al.: Pattern of malformations in the children of women treated with Carbamazepine during pregnancy. New England Journal of Medicine, 320: 1661–1666, 1989.
135）Scolnik, D., Nulman, I., Rovet, J. et al.: Neurodevelopment of children exposed in utero to phenytoin and Carbamazepine monotherapy. JAMA, 271: 767–770, 1994.
136）Wide, K., Winbladh, B., Tomson, T. et al.: Psychomotor development and minor anomalies in children exposed to antiepileptic drugs in utero: a prospective population-based study. Developmental Medicine and Child Neurology, 42: 87–92, 2000.
137）Ornoy, A., Cohen, E.: Outcome of children born to epileptic mothers treated with carbamazepine during pregnancy. Archives of Disease in Childhood, 75: 517–520, 1996.
138）Gaily, E., Granstrom, M. L., Liukkonen, E.: Oxcarbazepine in the treatment of epilepsy in children and adolescents with intellectual disability. Journal of Intellectual Disability Research, 42(suppl 1): 41–45, 1998.
139）Van der Pol, M. C., Hadders-Algra, M., Huisjes, M. J. et al.: Antiepileptic medication in pregnancy: late effects on the children's central nervous system development.

American Journal of Obstetrics and Gynecology, 164: 121–128, 1991.

140) Matalon, S., Schechtman, S., Goldzweig, G. et al.: The teratogenic effect of carbamazepine: a meta-analysis of 1255 exposures. Reproductive Toxicology, 16: 9–17, 2002.

141) Vajda, F. J., O'Brien, T. J., Hitchcock, A. et al.: The Australian registry of anti-epileptic drugs in pregnancy: experience after 30 months. Journal of Clinical Neuroscience, 10: 543–549, 2003.

142) Sabers, A., Dam, M., A-Rogvi-Hansen, B. et al.: Epilepsy and pregnancy: Lamotrigine as main drug used. Acta Psychiatrica Scandinavica, 109: 9–13, 2004.

143) Cunnington, M., Tennis, P.: Lamotrigine and the risk of malformations in pregnancy. International Lamotrigine Pregnancy Registry Scientific Advisory Committee. Neurology, 64: 955–960, 2005.

144) Holmes, L. B., Wyszynski, D. F.: North American antiepileptic drug pregnancy registry. Epilepsia, 45: 1465, 2004.

145) Meador, K. J., Baker, G. A., Finnell, R. H. et al.: In utero antiepileptic drug exposure: fetal death and malformations. NEAD Study Group. Neurology, 67: 407–412, 2006.

146) Morrow, J., Russell, A., Guthrie, E. et al.: Malformation risks of antiepileptic drugs in pregnancy: a prospective study from the UK Epilepsy and Pregnancy Register. Journal of Neurology, Neurosurgery, and Psychiatry, 77: 193–198, 2006.

147) Baldessarini, R. J., Faedda, G. L., Hennen, J. : Risk of mania with antidepressants. Archives of Pediatrics and Adolescent Medicine, 159: 298, 2005.

148) Newport, D. J., Viguera, A. C., Beach, A. J. et al.: Lithium placental passage and obstetrical outcome:

implications for clinical management during late pregnancy. American Journal of Psychiatry, 162: 2162–2170, 2005.

149) Choulika, S., Grabowski, E., Holmes, L. B.: Is antenatal vitamin K prophylaxis needed for pregnant women taking anticonvulsants? American Journal of Obstetrics and Gynecology, 190: 882–883, 2004.

150) Saxen, I.: Cleft palate and maternal diphenhydramine intake [letter]. Lancet, 1: 407–408, 1974.

151) Aarkog, D.: Association between maternal intake of diazepam and oral clefts [letter]. Lancet, 2: 921, 1975.

152) Saxen, I.: Associations between oral clefts and drugs taken during pregnancy. International Journal of Epidemiology, 4: 37–44, 1975.

153) Eros, E., Czeizel, A. E., Rockenbauer, M. et al.: A population-based case-control teratologic study of nitrazepam, medazepam, tofisopam, alprazolum and clonazepam treatment during pregnancy. European Journal of Obstetrics, Gynecology, and Reproductive Biology, 101: 147–154, 2002.

154) Lin, A. E., Peller, A. J., Westgate, M. N. et al.: Clonazepam use in pregnancy and the risk of malformations. Birth Defects Research. A Clinical and Molecular Teratology, 70: 534–536, 2004.

155) Haram, K.: "Floppy infant syndrome" and maternal diazepam. Lancet, 2: 612–613, 1977.

156) Speight, A. N.: Floppy-infant syndrome and maternal diazepam and/or nitrazepam. Lancet, 2: 878, 1977.

157) Woods, D. L., Malan, A. F.: Side-effects of maternal diazepam on the newborn infant. South African Medical Journal, 54: 636, 1978.

158) Kriel, R. L., Cloyd, J.: Clonazepam and pregnancy. Annals of Neurology, 11: 544, 1982.

159) McAuley, D. M., O'Neill, M. P., Moore, J. et al.: Lorazepam premedication for labour. British Journal of Obstetrics and Gynecology, 89: 149–154, 1982.

160) Erkkola, R., Kero, P., Kanto, J. et al.: Severe abuse of psychotropic drugs during pregnancy with good perinatal outcome. Annals of Clinical Research, 15: 88–91, 1983.

161) Fisher, J. B., Edgren, B. E., Mammel, M. C. et al.: Neonatal apnea associated with maternal clonazepam therapy: a case report. Obstetrics and Gynecology, 66 (suppl): 34s–35s, 1985.

162) Sanchis, A., Rosique, D., Catala, J.: Adverse effects of maternal lorazepam on neonates. Dalian Institute of Chemical Physics(DICP), 25: 1137–1138, 1991.

163) Whitelaw, A. G., Cummings, A. J., McFadyen, I. R.: Effect of maternal lorazepam on the neonate. British Medical Journal(Clinical Research Edition), 282: 1106–1108, 1981.

164) Barry, W. S., St. Clair, S.: Exposure to benzodiazepines in utero. Lancet, 1: 1436–1437, 1987.

165) Bitnun, S.: Possible effect of chlordiazepoxide on the fetus. Canadian Medical Association Journal, 100: 351, 1969.

166) Stirrat, G. M., Edington, P. T., Berry, D. J.: Transplacental passage of chlordiazepoxide[letter]. British Medical Journal, 2: 729, 1974.

167) Athinarayanan, P., Pierog, S. H., Nigam, S. K. et al.: Chloriazepoxide withdrawal in the neonate. American Journal of Obstetrics and Gynecology, 124: 212–213, 1976.

168) Mazzi, E.: Possible neonatal diazepam withdrawal: a case report. American Journal of Obstetrics and Gynecology, 129: 586–587, 1977.

169) Backes, C. R., Cordero, L.: Withdrawal symptoms in the neonate from presumptive intrauterine exposure

to diazepam: report of case. Journal of the American Osteopathic Association, 79: 584–585, 1980.

170) Laegreid, L., Olegard, R., Wahlstrom, J. et al.: Abnormalities in children exposed to benzodiazepines in utero. Lancet, 1: 108–109, 1987.

171) Gerhardsson, M., Alfredsson, L.: In utero exposure to benzodiazepines [letter]. Lancet, 628, 1987.

172) Winter, R. M.: In-utero exposure to benzodiazepines [letter]. Lancet, 1: 627, 1987.

173) Hartz, S. C., Heinonen, O. P., Shapiro, S. et al.: Antenatal exposure to meprobamate and chlordiazepoxide in relation to malformations, mental development, and childhood mortality. New England Journal of Medicine, 292: 726–728, 1975.

174) McKenna, K., Koren, G., Tetelbaum, M. et al.: Pregnancy outcome of women using atypical antipsychotic drugs: a prospective comparative study. Journal of Clinical Psychiatry, 66: 444–449 (quiz 546), 2005.

175) Goldberg, H. L., DiMascio, A.: Psychotropic drugs in pregnancy. In: (ed.), Lipton, M. A., DiMascio, A., Killam, K. F. Psychopharmacology: a generation of progress. New York: Raven Press, 1047–1055, 1978.

176) Hill, R. M., Stern, L.: Drugs in pregnancy: effects on the fetus and newborn. Drugs, 17: 182–197, 1979.

177) Nurnberg, H. G., Prudic, J.: Guidelines for treatment of psychosis during pregnancy. Hospital Community Psychiatry, 35: 67–71, 1984.

178) Van Waes, A., Van de Velde, E.: Safety evaluation of haloperidol in the treatment of hyperemesis gravidarum. Journal of Clinical Pharmacology, 9: 224–227, 1969.

179) Miklovich, L., van den Berg, B. J.: An evaluation of the teratogenicity of certain antinauseant drugs. American Journal of Obstetrics and Gynecology, 125: 244–248,

1976.

180) Moriarty, A. J., Nance, N. R.: Trifluoperazine and pregnancy[letter]. Canadian Medical Association Journal, 88: 375–376, 1963.

181) Rawlings, W. J.: Use of medroxyprogesterone in the treatment of recurrent abortion. Medical Journal of Australia, 50: 183–184, 1963.

182) Rumeau-Rouquette, C., Goujard, J., Huel, G.: Possible teratogenic effect of phenothiazines in human beings. Teratology, 15: 57–64, 1977.

183) Edlund, M. J., Craig, T. J.: Antipsychotic drug use and birth defects: an epidemiologic reassessment. Comprehensive Psychiatry, 25: 32–37, 1984.

184) Reis, M., Kallen, B.: Maternal use of antipsychotics in early pregnancy and delivery outcome. Journal of Clinical Psychopharmacology, 28: 279–288, 2008.

185) Kris, E. B.: Children of mothers maintained on pharmacotherapy during pregnancy and postpartum. Current Therapeutic Research: Clinical and Experimental, 7: 785–789, 1965.

186) Slone, D., Siskind, V., Heinonen, O. P. et al.: Antenatal exposure to the phenothiazines in relation to congenital malformations, perinatal mortality rate, birth weight, and intelligence quotient score. American Journal of Obstetrics and Gynecology, 128: 486–488, 1977.

187) James, M. E.: Neuroleptic malignant syndrome in pregnancy. Psychosomatics, 29: 119–122, 1988.

188) Collins, K. O., Comer, J. B.: Maternal haloperidol therapy associated with dyskinesia in a newborn. American Journal of Health-System Pharmacy, 60: 2253–2255, 2003.

189) Hill, R. M., Desmond, M. M., Kay, J. L.: Extrapyramidal dysfunction in an infant of a schizophrenic mo-

ther. Journal of Pediatrics, 69: 589–595, 1966.
190) Scokel, P. W. 3rd, Jones, W. N.: Infant jaundice after phenothiazine drugs for labor: an enigma. Obstetrics and Gynecology, 20: 124–127, 1962.
191) Falterman, C. G., Richardson, C. J.: Small left colon syndrome associated with maternal ingestion of psychotropic drugs. Journal of Pediatrics, 97: 308–310, 1980.
192) Heinonen, O. P., Shapiro, S., Slone, D.: Birth defects and drugs in pregnancy. Littleton(MA), Publishing Sciences Group, 1977.
193) Nelson, M. M., Forfar, J. O.: Associations between drugs administered during pregnancy and congenital abnormalities of the fetus. British Medical Journal, 1: 523–527, 1971.
194) Hale, T. W.: Medications in Mother's Milk. Amaraillo (TX): Pharmasoft Publishing, 2004.
195) Stowe, Z. N., Owens, M. J., Landry, J. C. et al.: Sertraline and desmethylsertraline in human breast milk and nursing infants. American Journal of Psychiatry, 154: 1255–1260, 1997.
196) Altshuler, L. L., Burt, V. K., McMullen, M. et al.: Breastfeeding and sertraline: a 24-hour analysis. Journal of Clinical Psychiatry, 56: 243–245, 1995.
197) Epperson, C. N., Anderson, G. M., McDougle, C. J.: Sertraline and breast-feeding. New England Journal of Medicine, 336: 1189–1190, 1997.
198) Kristensen, J. H., Ilett, K. F., Dusci, L. J. et al.: Distribution and excretion of sertraline and N-desmethylsertraline in human milk. British Journal of Clinical Pharmacology, 45: 453–457, 1998.
199) Mammen, O., Perel, J. M., Wheeler, S.: Antidepressants and breast-feeding. American Journal of Psychiatry, 154: 1174–1175, 1997.

200) Wisner, K. L., Perel, J. M., Blumer, J.: Serum sertraline and N-desmethylsertraline levels in breast-feeding motherinfant pairs. American Journal of Psychiatry, 155: 690-692, 1998.
201) Birnbaum, C. S., Cohen, L. S., Bailey, J. W. et al.: Serum concentrations of antidepressants and benzodiazepines in nursing infants: a case series. Pediatrics, 104 (1): e11, 1999.
202) Dodd, S., Buist, A., Norman, T. R.: Antidepressants and breast-feeding: a review of the literature. Paediatric Drugs, 2: 183-192, 2000.
203) Stowe, Z. N., Cohen, L. S., Hostetter, A. et al.: Paroxetine in human breast milk and nursing infants. American Journal of Psychiatry, 157: 185-189, 2000.
204) Epperson, N., Czarkowski, K. A., Ward-O'Brien, D. et al.: Maternal sertraline treatment and serotonin transport in breast-feeding motherinfant pairs. American Journal of Psychiatry, 158: 1631-1637, 2001.
205) Hendrick, V., Fukuchi, A., Altshuler, L. et al.: Use of sertraline, paroxetine and fluvoxamine by nursing women. British Journal of Psychiatry, 179: 163-166, 2001.
206) Burch, K. J., Wells, B. G.: Fluoxetine/norfluoxetine concentrations in human milk. Pediatrics, 89: 676-677, 1992.
207) Lester, B. M., Cucca, J., Andreozzi, L. et al.: Possible association between fluoxetine hydrochloride and colic in an infant. Journal of the American Academy of Child and Adolescent Psychiatry, 32: 1253-1255, 1993.
208) Taddio, A., Ito, S., Koren, G.: Excretion of fluoxetine and its metabolite, norfluoxetine, in human breast milk. Journal of Clinical Pharmacology, 36: 42-47, 1996.
209) Yoshida, K., Kumar, R. C., Smith, B. et al.: Psychotropic drugs in breast milk: no evidence for adverse

effects on prepulse modulation of startle reflex or on cognitive level in infants. Developmental Psychobiology, 32: 249–256, 1998.

210) Cohen, L. S., Heller, V., Bailey, J. W. et al.: Birth outcomes following prenatal exposure to fluoxetine. Biological Psychiatry, 48: 996–1000, 2000.

211) Spigset, O., Carleborg, L., Norstrom, A. et al.: Paroxetine level in breast milk. Journal of Clinical Psychiatry, 57: 39, 1996.

212) Ohman, R., Hagg, S., Carleborg, L. et al.: Excretion of paroxetine into breast milk. Journal of Clinical Pharmacology, 60: 519–523, 1999.

213) Wright, S., Dawling, S., Ashford, J. J.: Excretion of fluvoxamine in breast milk. British Journal of Clinical Pharmacology, 31(2): 209, 1991.

214) Piontek, C. M., Wisner, K. L., Perel, J. M. et al.: Serum fluvoxamine levels in breastfed infants. Journal of Clinical Psychiatry, 62: 111–113, 2001.

215) Jensen, P. N., Olesen, O. V., Bertelsen, A. et al.: Citalopram and desmethylcitalopram concentrations in breast milk and in serum of mother and infant. Therapeutic Drug Monitoring, 19: 236–239, 1997.

216) Spigset, O., Carieborg, L., Ohman, R. et al.: Excretion of citalopram in breast milk. British Journal of Clinical Pharmacology, 44: 295–298, 1997.

217) Schmidt, K., Olesen, O. V., Jensen, P. N.: Citalopram and breast-feeding: serum concentration and side effects in the infant. Biological Psychiatry, 47: 164–165, 2000.

218) Stowe, Z. N., Hostetter, A. L., Owens, M. J. et al.: The pharmacokinetics of sertraline excretion into human breast milk: determinants of infant serum concentrations. Journal of Clinical Psychiatry, 64: 73–80, 2003.

219) Matheson, I., Pande, H., Alertsen, A. R.: Respiratory

depression caused by N-desmethyldoxepin in breast milk. Lancet, 2: 1124, 1985.

220) Ilett, K. F., Hackett, L. P., Dusci, L. J. et al.: Distribution and excretion of venlafaxine and O-desmethylvenlafaxine in human milk. British Journal of Clinical Pharmacology, 459–462, 1998.

221) Briggs, G. G., Samson, J. H., Ambrose, P. J. et al.: Excretion of bupropion in breast milk. Annals of Pharmacotherapy, 27: 431–433, 1993.

222) Baab, S. W., Peindl, K. S., Piontek, C. M. et al.: Serum bupropion levels in 2 breastfeeding mother-infant pairs. Journal of Clinical Psychiatry, 63: 910–911, 2002.

223) Weinstein, M. R., Goldfield, M.: Lithium carbonate treatment during pregnancy; report of a case. Diseases of the Nervous System, 30: 828–832, 1969.

224) Fries, H.: Lithium in pregnancy. Lancet, 1: 1233, 1970.

225) Tunnessen, W. W. Jr., Hertz, C. G.: Toxic effects of lithium in newborn infants: a commentary. Journal of Pediatrics, 81: 804–807, 1972.

226) Schou, M., Amdisen, A.: Lithium and pregnancy. 3.: lithium ingestion by children breast-fed by women on lithium treatment. British Medical Journal, 2: 138, 1973.

227) Sykes, P. A., Quarrie, J., Alexander, F. W.: Lithium carbonate and breast-feeding[letter]. British Medical Journal, 2: 1299, 1976.

228) American Academy of Pediatrics Committee on Drugs. Transfer of drugs and other chemicals into human milk. Pediatrics, 108: 776–789, 2001.

229) Stahl, M. M., Neiderud, J., Vinge, E.: Thrombocytopenic purpura and anemia in a breast-fed infant whose mother was treated with valproic acid. Journal of Pediatrics, 130: 1001–1003, 1997.

230) Alexander, F. W.: Sodium valproate and pregnancy.

Archives of Disease in Childhood, 54: 240–241, 1979.
231）Dickinson, R. G., Harland, R. C., Lynn, R. K. et al.: Transmission of valproic acid（Depakene）across the placenta: half-life of the drug in mother and baby. Journal of Pediatrics, 94: 832–835, 1979.
232）Nau, H., Rating, D., Koch, S. et al.: Valproic acid and its metabolites: placental transfer, neonatal pharmacokinetics, transfer via mother's milk and clinical status in neonates of epileptic mothers. Journal of Pharmacology and Experimental Therapeutics, 219: 768–777, 1981.
233）Bardy, A. H., Teramo, K., Hiilesmaa, V. K.: Apparent plasma clearances of phenytoin, phenobarbitone, primidone, and carbamazepine during pregnancy: results of the Prospective Helsinki Study. In:（eds.）, Janz, D., Dam, M., Richens, A, Bossi, L., Helge, H., Schmidt, T.: Epilepsy, pregnancy, and the child. New York（NY）Raven Press, pp.141–145, 1982.
234）von Unruh, G. E., Froescher, W., Hoffmann, F. et al.: Valproic acid in breast milk: how much is really there? Therapeutic Drug Monitoring, 6: 272–276, 1984.
235）Tsuru, N., Maeda, T., Tsuruoka, M.: Three cases of delivery under sodium valproate － placental transfer, milk transfer and probable teratogenicity of sodium valproate. Japanese Journal of Psychiatry and Neurology, 42: 89–96, 1988.
236）Wisner, K. L., Perel, J. M.: Serum levels of valproate and Carbamazepine in breastfeeding mother-infant pairs. Journal of Clinical Psychopharmacology, 18: 167–169, 1998.
237）Piontek, C. M., Baab, S., Peindl, K. S. et al.: Serum Valproate levels in 6 breastfeeding mother-infant pairs. Journal of Clinical Psychiatry, 61: 170–172, 2006.
238）Bennett, P. N. ed.: Drugs and human lactation. 2nd.

ed. New York (NY), Elsevier, 1996.

239) Frey, B., Braegger, C. P., Ghelfi, D.: Neonatal cholestatic hepatitis from carbamazepine exposure during pregnancy and breast feeding. Annals of Pharmacotherapy, 36: 644–647, 2002.

240) Frey, B., Schubiger, G., Musy, J. P.: Transient cholestatic hepatitis in a neonate associated with carbamazepine exposure during pregnancy and breast-feeding. European Journal of Pediatrics, 150: 136–138, 1990.

241) Merlob, P., Mor, N., Litwin, A.: Transient hepatic dysfunction in an infant of an epileptic mother treated with Carbamazepine during pregnancy and breastfeeding. Annals of Pharmacotherapy, 26: 1563–1565, 1992.

242) Wretlind, M.: Excretion of oxazepam in breast milk. European Journal of Clinical Pharmacology, 33: 209–210, 1987.

243) Summerfield, R. J., Nielsen, M. S.: Excretion of lorazepam into breast milk. British Journal of Anaesthesiology, 57: 1042–1043, 1985.

244) Buist, A., Norman, T. R., Dennerstein, L.: Breast feeding and the use of psychotropic medication: a review. Journal of Affective Disorder, 19: 197–206, 1990.

245) Wesson, D. R., Camber, S., Harkey, M. et al.: Diazepam and desmethyldiazepam in breast milk. Journal of Psychoactive Drugs, 17 (1): 55–56, 1985.

246) Kris, E. B., Carmichael, D. M.: Chlorpromazine maintenance therapy during pregnancy and confine-ment. Psychiatric Quarterly, 31: 690–695, 1957.

247) Yoshida, K., Smith, B., Craggs, M. et al.: Neuroleptic drugs in breast-milk: a study of pharmacokinetics and of possible adverse effects in breast-fed infants. Psychological Medicine, 28: 81–91, 1998.

資料1

向精神薬と各種身体疾患治療薬との相互作用に関する一覧表

第1章 悪性腫瘍 本文 p.1～13

抗精神病薬

一般名［略語］（商品名）	クロルプロマジン
プロカルバジン［PCZ］（ナツラン）	/⇧

抗不安薬

一般名［略語］（商品名）	ジアゼパム	ブロマゼパム
ビノレルビン［VNB, VNR］（ナベルビン）	/⇧	/⇧
イマチニブ（グリベック）	↓/	↓/
ビカルタミド（カソデックス）	/⇧の可能性	/⇧の可能性

抗躁薬

一般名［略語］（商品名）	カルバマゼピン
ゲムシタビン［GEM］（ジェムザール）	↓/
インターフェロンβ［IFN-β］（フエロン）	/⇧の可能性

抗うつ薬

一般名［略語］（商品名）	クロミプラミン
プロカルバジン［PCZ］（ナツラン）	/⇧
タモキシフェン［TAM］（ノルバデックス，タスオミン）	

睡眠薬

一般名［略語］（商品名）	クアゼパム	フルニトラゼパム
パクリタキセル［PTX, TAX］（タキソール）		
ビノレルビン［VNB, VNR］（ナベルビン）	/⇧	/⇧
イマチニブ（グリベック）	↓/	↓/
ビカルタミド（カソデックス）	/⇧の可能性	/⇧の可能性

レボメプロマジン	フルフェナジン
/⇧	/⇧

ロラゼパム	アルプラゾラム	エチゾラム	ヒドロキシジン
/⇧	/⇧	/⇧	/⇧
↓/	↓/	↓/	↓/
/⇧の可能性	/⇧の可能性	/⇧の可能性	/⇧の可能性

アミトリプチリン	パロキセチン
/⇧	
	↓/

◎：禁忌
↑：治療薬の作用増強
↓：治療薬の作用減弱
⇧：向精神薬の作用増強
⇩：向精神薬の作用減弱

ミダゾラム	ブロチアゾラム	ゾピクロン	ゾルピデム	トリアゾラム
/⇧				
/⇧	/⇧	/⇧	/⇧	/⇧
↓/	↓/	↓/	↓/	↓/
/⇧の可能性	/⇧の可能性	/⇧の可能性	/⇧の可能性	/⇧の可能性

その他

一般名［略語］（商品名）	フェニトイン
ドキソルビシン［ADR, ADM, DOX, DXR］（アドリアシン）	－ / ⇩
ブレオマイシン［BLM］（ブレオ）	－ / ⇩
ブスルファン［BU, BUS］（マブリン）	↓ / －
カルボプラチン［CBDCA］（パラプラチン）	－ / ⇩
シスプラチン［CDDP］（ブリプラチン，ランダ）	－ / ⇩
シクロホスファミド［CPA, CPM, CY］（エンドキサン）	↓ / －
イリノテカン［CPT-11］（カンプト，トポテシン）	↑↓ / －
イホスファミド［IFM, IFX］（イホマイド）	↓ / －
メトトレキサート［MTX］（メソトレキセート）	↑ / ⇧
プロカルバジン［PCZ］（ナツラン）	
パクリタキセル［PTX, TAX］（タキソール）	↑ / －
タモキシフェン［TAM］（ノルバデックス，タスオミン）	↓ / ⇧
チオテパ［TEPA, TT］（テスパミン）	↓ /
テガフール，ギメラシル，オテラシル［TS-1, S-1］（ティーエスワン）	/ ⇧
テガフール・ウラシル［UFT］（ユーエフティー）	/ ⇧
ビンクリスチン［VCR］（オンコビン）	↓ / ⇩
ビンデシン［VDS］（フィルデシン）	/ ⇩
ビンブラスチン［VLB］（エクザール，ビンブラスチン）	/ ⇩
エトポシド［VP-16, ETP］（ベプシド，ラステット）	－ / ⇩
5FU	/ ⇧
カペシタビン（ゼローダ）	－ / ⇧
イマチニブ（グリベック）	↑ /
ゲフィチニブ（イレッサ）	↓ /
デキサメタゾン	↓ / ⇧⇩
プレドニゾロン	↓ / －

◎：禁忌　↑：治療薬の作用増強　↓：治療薬の作用減弱

フェノバルビタール	カルバマゼピン	バルプロ酸
↓ / −	− / ⇩	− / ⇩
		↑ / ⇩
	− / ⇩	
↑ ↓ / −		↑ / −
↓ /	↓ /	
↑ ↓ / −		
↑ / ⇧	↓ / −	− / ⇩
↓ / ⇧		
↓ / −	↓ / −	
↓ / −	↓ / −	
↓ / −		
↓ / −	↓ / ⇩	
		↑ / −
↑ /	↑ /	
↓ /		
↓ / −		
↓ / −		

⇧：向精神薬の作用増強　⇩：向精神薬の作用減弱

第2章 膠原病，リウマチ疾患 本文 p.15～33

抗精神病薬

	ブロナンセリン
サイクロスポリン	⇧（CYP3A4の競合によるとされるが，他の多くの向精神薬がCYP3A4で代謝されており，本剤のみ併用注意とした理由は不明）

気分安定薬

	炭酸リチウム	カルバマゼピン
プレドニゾロン		その他1)
メトトレキサート		その他2)
サイクロスポリン	その他3)	↓
タクロリムス		その他4)

その他1) 添付文書には記載がないが，糖質コルチコイドの血中濃度を低下させることを示唆する報告がある。

その他2) 添付文書には記載がないが，メトトレキサートのクリアランスを上昇させたという報告がある。

その他3) 添付文書には記載がないが，併用により血中尿素窒素およびクレアチニン値が上昇したとする報告がある。

その他4) 添付文書には記載がないが，タクロリムスの血中濃度を低下させたとする報告がある。

抗うつ薬

	フルボキサミン	ミルナシプラン	パロキセチン	セルトラリン
サイクロスポリン	その他5)			
タクロリムス	その他6)			

その他5) 添付文書の記載はないが，サイクロスポリンの血中濃度を上昇させたという報告がある。

その他6) 添付文書の記載はないが，タクロリムスの血中濃度を上昇させる可能性を指摘する報告がある。

その他

	バルビツール誘導体	フェニトイン
糖質コルチコイド	↓	↓⇧
オーラノフィン		⇧
メトトレキサート	その他 7)	その他 7)
サイクロスポリン	↓	↓
タクロリムス	その他 8)	その他 8)
シクロホスファミド		その他 9)

その他 7)　添付文書には記載がないが，メトトレキサートのクリアランスを上昇させたという報告がある。

その他 8)　添付文書には記載がないが，タクロリムスの血中濃度を低下させたとする報告がある。

その他 9)　活性体である“ホスホラミド・マスタード”の濃度を増加させる。

◎：禁忌
↑：治療薬の作用増強
↓：治療薬の作用減弱
⇧：向精神薬の作用増強
⇩：向精神薬の作用減弱

第3章 糖尿病，高脂血症，内分泌疾患 本文 p.35〜44

抗精神病薬

		一般名（商品名）
インスリン抵抗性改善薬		ピオグリタゾン(アクトス)
α-グルコシダーゼ阻害薬（α-GI）		アカルボース(グルコバイ)
		ボグリボース(ベイスン)
		ミグリトール(セイブル)
ビグアナイド薬		ブホルミン（ジベトン S)
		メトホルミン(メルビン, メデット)
インスリン分泌促進薬	スルホニル尿素（SU）系薬	トルブタミド(ラスチノン)
		グリメピリド(アマリール)
		グリクラジド(グリミクロン)
		グリベンクラミド(オイグルコン, ダオニール)
	グリニド系薬	ナテグリニド(スターシス，ファスティック)
		ミチグリニド(グルファスト)
インスリン製剤	持続型	インスリングラルギン（ランタス)

◎：禁忌
↑：治療薬の作用増強
↓：治療薬の作用減弱
⇧：向精神薬の作用増強
⇩：向精神薬の作用減弱

クロルプロマジン	レボメプロマジン	フルフェナジン
↑	↑	↑
↑	↑	↑
↑	↑	↑
↑	↑	↑
↑	↑	↑
↑	↑	↑
↑	↑	↑

抗うつ薬

		一般名（商品名）
インスリン分泌促進薬	スルホニル尿素（SU）系薬	トルブタミド(ラスチノン)
		グリメピリド(アマリール)
		グリクラジド（グリミクロン）
		グリベンクラミド(オイグルコン，ダオニール)
インスリン製剤	超速効型	インスリンアスパルト（ノボラピッド）
		インスリンリスプロ（ヒューマログ）
	速効型	生合成ヒト中性インスリン（ペンフィルR，ノボリンR，イノレットR）
		ヒトインスリン（ヒューマカートR，ヒューマリンR）
	混合型	二相性プロタミン結晶性インスリンアナログ水性懸濁(ノボラピッド30ミックス)
		インスリンリスプロ混合製剤（ヒューマログミックス25，50）
		生合成ヒト二相性イソフェンインスリン水性懸濁（ペンフィル10R・20R・30R・40R・50R，ノボリン10R・20R・30R・40R・50R，イノレット10R・20R・30R・40R・50R，ヒューマカート3/7，ヒューマリン3/7）
	中間型	中間型インスリンリスプロ（ヒューマログN）
		生合成ヒトイソフェンインスリン水性懸濁(ペンフィルN，ノボリンN，イノレットN)
		ヒトイソフェンインスリン水性懸濁(ヒューマカートN，ヒューマリンN)
	持続型	インスリングラルギン(ランタス)
スタチン(HMG-CoA還元酵素阻害薬)		プラバスタチン（メバロチン）

三環系抗うつ薬	マプロチリン	セルトラリン
		↑
	↑	
↑	↑	
↑	↑	
↑	↑	
↑	↑	
↑	↑	
↑	↑	
↑	↑	
↑	↑	
↑	↑	
↑	↑	
↑	↑	
↑		

◎：禁忌
↑：治療薬の作用増強
↓：治療薬の作用減弱
⇧：向精神薬の作用増強
⇩：向精神薬の作用減弱

第4章 呼吸器疾患 本文 p.45〜60

抗菌薬（抗精神病薬 1）

	一般名［略語］（商品名）	クロルプロマジン	レボメプロマジン
マクロライド系	エリスロマイシン［EM］（エリスロシン）		
	クラリスロマイシン［CAM］（クラリス）		
ケトライド系	テリスロマイシン［TEL］（ケテック）		
ストレプトグラミン系	キヌプリスチン・ダルホプリスチン［QPR/DPR］（シナシッド）		
ニューキノロン系	モキシフロキサシン［MFLX］（アベロックス）	QT 延長	QT 延長
抗結核薬	リファンピシン［RFP］（リファジン）		
抗 HIV 薬（HIV プロテアーゼ阻害薬）	インジナビル［IDV］（クリキシバン）		
	サキナビル［SQV］（フォートベイス）		
	リトナビル（ノービア）		
	ロピナビル・リトナビル（カレトラ）		
	ネルフィナビル［NFV］（ビラセプト）		
	ホスアンプレナビル（レクシヴァ）		
	アタザナビル［ATV］（レイアタッツ）		
	ダルナビル（プリジスタ）		
抗真菌薬	ミコナゾール［MCZ］（フロリード）		
	イトラコナゾー［ITCZ］（イトリゾール）		
	ボリコナゾール［VRCZ］（ブイフェンド）		

◎：禁忌　↑：治療薬の作用増強　↓：治療薬の作用減弱

フルフェナジン	ゾテピン	ハロペリドール	スルトプリド	その他
				◎ピモジド
				◎ピモジド
				◎ピモジド
				◎ピモジド
QT 延長	QT 延長	QT 延長	QT 延長	＊抗精神病薬との併用
		⇩		⇩ブロムペリドール
				◎⇧ピモジド
				◎⇧ピモジド
				◎⇧ピモジド
				◎⇧ピモジド
				◎⇧ピモジド
				◎⇧ピモジド
				◎⇧ピモジド
				◎⇧ピモジド
				◎⇧ピモジド
				◎⇧ピモジド
				◎⇧ピモジド

⇧：向精神薬の作用増強　⇩：向精神薬の作用減弱

抗菌薬（抗精神病薬 2）

	一般名［略語］（商品名）	リスペリドン
マクロライド系	エリスロマイシン［EM］（エリスロシン）	
	クラリスロマイシン［CAM］（クラリス）	
	ロキシスロマイシン［RXM］（ルリッド）	
	アジスロマイシン［AZM］（ジスロマック）	
	ジョサマイシン［JM］（ジョサマイシン）	
	キタサマイシン［LM］（ロイコマイシン）	
	アセチルスピラマイシン［AC-SPM］（アセチルスピラマイシン）	
	ミデカマイシン［MDM］（メデマイシン）	
	ロキタマイシン［RKM］（リカマイシン）	
ニューキノロン系抗結核薬	モキシフロキサシン［MFLX］（アベロックス）	QT 延長
	リファンピシン［RFP］（リファジン）	
抗真菌薬	イトラコナゾール［ITCZ］（イトリゾール）	

◎：禁忌
↑：治療薬の作用増強
↓：治療薬の作用減弱
⇧：向精神薬の作用増強
⇩：向精神薬の作用減弱

ルーラン	クエチアピン	オランザピン	アリピプラゾール	ブロナンセリン
⇧	⇧			
⇧				
⇧				
⇧				
⇧				
⇧				
⇧				
⇧				
⇧				
QT 延長	QT 延長	QT 延長	QT 延長	QT 延長
	⇩	⇩		
	⇧			

抗菌薬（抗不安薬）

	一般名［略語］（商品名）	ジアゼパム
ストレプトグラミン系	キヌプリスチン・ダルホプリスチン［QPR/DPR］（シナシッド）	
	リファンピシン［RFP］（リファジン）	⇩
抗HIV薬（HIVプロテアーゼ阻害薬）	デラビルジン（レスクリプター）	
	インジナビル［IDV］（クリキシバン）	
	サキナビル［SQV］（フォートベイス）	
	リトナビル（ノービア）	
	ロピナビル・リトナビル（カレトラ）	
	ネルフィナビル［NFV］（ビラセプト）	
抗真菌薬	ホスアンプレナビル（レクシヴァ）	⇧
	ミコナゾール［MCZ］（フロリード）	
	イトラコナゾール［ITCZ］（イトリゾール）	

◎：禁忌
↑：治療薬の作用増強
↓：治療薬の作用減弱
⇧：向精神薬の作用増強
⇩：向精神薬の作用減弱

アルプラゾラム	その他
⇧	
⇧	
◎⇧	
⇧	
◎⇧	◎⇧クロラゼプ酸二カリウム
◎⇧	
⇧	◎⇧クロラゼプ酸二カリウム
⇧	
⇧	

抗菌薬（気分安定薬）

	一般名［略語］（商品名）	炭酸リチウム
カルバペネム系	イミペネム・シラスタチン［IPM/CS］（チエナム）	
	パニペネム・ベタミプロン［PAPM/BP］（カルベニン）	
	メロペネム［MEPM］（メロペン）	
	ビアペネム［BIPM］（オメガシン）	
	ドリペネム［DRPM］（フィニバックス）	
ペネム系	ファロペネム［FRPM］（ファロム）	
マクロライド系	エリスロマイシン［EM］（エリスロシン）	
	クラリスロマイシン［CAM］（クラリス）	
	ミデカマイシン［MDM］（メデマイシン）	
ストレプトグラミン系	キヌプリスチン・ダルホプリスチン［QPR/DPR］（シナシッド）	
テトラサイクリン系	ドキシサイクリン［DOXY］（ビブラマイシン）	
抗結核薬	イソニアジド［INH］（イスコチン）	
抗 HIV 薬（非ヌクレオチド系逆転写酵素阻害薬）	エファビレンツ［EFV］（ストックリン）	
	デラビルジン（レスクリプター）	
抗 HIV 薬（HIV プロテアーゼ阻害薬）	インジナビル［IDV］（クリキシバン）	
	サキナビル［SQV］（フォートベイス）	
	リトナビル（ノービア）	
	ロピナビル・リトナビル（カレトラ）	
	ネルフィナビル［NFV］（ビラセプト）	
	ホスアンプレナビル（レクシヴァ）	
	ダルナビル（プリジスタ）	
抗真菌薬	ミコナゾール［MCZ］（フロリード）	
	イトラコナゾール［ITCZ］（イトリゾール）	
	ボリコナゾール［VRCZ］（ブイフェンド）	

カルバマゼピン	バルプロ酸
	◎⇩
	◎⇩
	◎⇩
	◎⇩
	◎⇩
	⇩カルバペネムとの3薬併用で
⇧	⇧
⇧	⇧
⇧	
⇧	
↓（半減期短縮）	
⇧肝毒性の増強	
↓	
↓	
↓	
↓	
⇧	
↓	
↓	
↓	
↓	
⇧	
↓⇧	
◎↓	

◎：禁忌
↑：治療薬の作用増強
↓：治療薬の作用減弱
⇧：向精神薬の作用増強
⇩：向精神薬の作用減弱

抗菌薬（抗うつ薬 1）

	一般名［略語］（商品名）	クロミプラミン	アミトリプチリン
ニューキノロン系	モキシフロキサシン［MFLX］（アベロックス）	QT 延長	QT 延長
	リネゾリド［LZD］（ザイボックス）	セロトニン症候群	セロトニン症候群
サルファ剤	ＳＴ合剤（スルファメトキサゾール・トリメトプリム）（バクタ）	⇩	⇩
抗結核薬	リファンピシン［RFP］（リファジン）		
抗 HIV 薬（HIV プロテアーゼ阻害薬）	リトナビル（ノービア）		
	ロピナビル・リトナビル（カレトラ）		
	ホスアンプレナビル（レクシヴァ）	⇧	⇧
	アタザナビル［ATV］（レイアタッツ）	⇧	⇧
抗真菌薬	テルビナフィン(ラミシール)	⇧	⇧

抗菌薬（抗うつ薬 2）

	一般名（商品名）	フルボキサミン
ニューキノロン系	リネゾリド(LZD)(ザイボックス)	セロトニン症候群
抗 HIV 薬（HIV プロテアーゼ阻害薬）	ホスアンプレナビル(レクシヴァ)	
	アタザナビル（ATV）（レイアタッツ）	

◎：禁忌
↑：治療薬の作用増強
↓：治療薬の作用減弱
⇧：向精神薬の作用増強
⇩：向精神薬の作用減弱

アモキサピン	マプロチリン	ミアンセリン	トラゾドン	その他
QT 延長				
セロトニン症候群	セロトニン症候群	セロトニン症候群	セロトニン症候群	抗うつ薬
				⇩イミプラミン
				⇩ノルトリプチリン等
			⇧	
			⇧	
				⇧三環系抗うつ薬
				⇧三環系抗うつ薬
				⇧三環系抗うつ薬

ミルナシプラン	パロキセチン	セルトラリン
セロトニン症候群	セロトニン症候群	セロトニン症候群
	⇩	
	⇩	⇩

抗菌薬（睡眠薬）

	一般名［略語］（商品名）	ミダゾラム
マクロライド系	エリスロマイシン［EM］（エリスロシン）	⇧
	クラリスロマイシン［CAM］（クラリス）	⇧
ケトライド系	テリスロマイシン［TEL］（ケテック）	⇧
ストレプトグラミン系	キヌプリスチン・ダルホプリスチン［QPR/DPR］（シナシッド）	⇧
抗結核薬	リファンピシン［RFP］（リファジン）	⇩
抗 HIV 薬（非ヌクレオチド系逆転写酵素阻害薬）	エファビレンツ［EFV］（ストックリン）	◎⇧
	デラビルジン（レスクリプター）	◎⇧
抗 HIV 薬（HIV プロテアーゼ阻害薬）	インジナビル［IDV］（クリキシバン）	◎⇧
	サキナビル［SQV］（フォートベイス）	◎⇧
	リトナビル（ノービア）	◎⇧
	ロピナビル・リトナビル（カレトラ）	◎⇧
	ネルフィナビル［NFV］（ビラセプト）	◎⇧
	ホスアンプレナビル（レクシヴァ）	◎⇧
	アタザナビル［ATV］（レイアタッツ）	◎⇧
	ダルナビル（プリジスタ）	◎⇧
抗真菌薬	ミコナゾール［MCZ］（フロリード）	⇧
	フルコナゾール［FLCZ］（ジフルカン）	⇧
	ホスフルコナゾール［F-FLCZ］（プロジフ）	⇧
	イトラコナゾール［ITCZ］（イトリゾール）	⇧
	ボリコナゾール［VRCZ］（ブイフェンド）	⇧

◎：禁忌　↑：治療薬の作用増強　↓：治療薬の作用減弱

ブロチアゾラム	ゾピクロン	ゾルピデム	その他
			⇧トリアゾラム
			⇧トリアゾラム
			⇧トリアゾラム
⇧			⇧トリアゾラム
	⇩	⇩	⇩トリアゾラム
			◎⇧トリアゾラム
			⇧トリアゾラム
			◎⇧トリアゾラム
			◎⇧トリアゾラム
			◎⇧トリアゾラム，フルラゼパム，エスタゾラム
			◎⇧トリアゾラム
			◎⇧トリアゾラム
			◎⇧トリアゾラム
			◎⇧トリアゾラム
			◎⇧トリアゾラム
			◎⇧トリアゾラム
			◎⇧トリアゾラム
			◎⇧トリアゾラム

⇧：向精神薬の作用増強　⇩：向精神薬の作用減弱

抗菌薬（その他）

	一般名［略語］（商品名）
βラクタマーゼ阻害薬	セフォペラゾン・スルバクタム（スルペラゾン）
注射第2世代セフェム	セフメタゾール［CMZ］（セフメタゾン）
	セフミノクス［CMNX］（メイセリン）
	セフブペラゾン［CBPZ］（トミポラン）
注射第3世代セフェム	セフピラミド［CPM］（サンセファール）
	セフォペラゾン［CPZ］（セフォペラジン）
	セフメノキシム［CMX］（ベストコール）
	ラタモキセフ［LMOX］（シオマリン）
アミノグリコシド系	
テトラサイクリン系	ドキシサイクリン［DOXY］（ビブラマイシン）
クロラムフェニコール系	クロラムフェニコール［CP］（クロロマイセチン）
グリコペプチド系	バンコマイシン［VCM］（塩酸バンコマイシン）
サルファ剤	ＳＴ合剤（スルファメトキサゾール・トリメトプリム）（バクタ）
抗結核薬	イソニアジド［INH］（イスコチン）
	パラアミノサリチル酸［PAS］（ニッパスカルシウム）
	アルミノパラアミノサリチル酸（アルミノニッパスカルシウム）
	サイクロセリン［CS］（サイクロセリン）
抗インフルエンザウイルス薬	アマンタジン（シンメトレル）

◎：禁忌　↑：治療薬の作用増強　↓：治療薬の作用減弱

シアナミド	その他
	飲酒（ジスルフィラム様作用）
	飲酒（ジスルフィラム様作用）
	飲酒（ジスルフィラム様作用）
	飲酒（ジスルフィラム様作用）
	飲酒（ジスルフィラム様作用）
	飲酒（ジスルフィラム様作用）
	飲酒（ジスルフィラム様作用）
	飲酒（ジスルフィラム様作用）
	⇧麻酔薬・筋弛緩薬で呼吸抑制
	↓フェニトイン・バルビツール酸誘導体（半減期短縮）
	↓バルビツール酸誘導体・フェノバルビタール等
	全身麻酔薬・チオペンタール等でヒスタミン遊離作用
	⇧フェニトイン
	⇧抗てんかん薬（フェニトインなど）
	⇧フェニトイン
	⇧フェニトイン
	⇩飲酒
	抗パーキンソン薬，抗コリン薬，中枢神経興奮薬などで精神症状

⇧：向精神薬の作用増強　⇩：向精神薬の作用減弱

抗菌薬（その他）〈つづき〉

	一般名［略語］（商品名）
抗 HIV 薬（ヌクレオチド系逆転写酵素阻害薬）	ザルシタビン［ddC］（ハイビッド）
抗 HIV 薬（非ヌクレオチド系逆転写酵素阻害薬）	ネビラピン［NVP］（ビラミューン）
	エファビレンツ［EFV］（ストックリン）
	デラビルジン（レスクリプター）
抗 HIV 薬（HIV プロテアーゼ阻害薬）	インジナビル［IDV］（クリキシバン）
	サキナビル［SQV］（フォートベイス）
	リトナビル（ノービア）
	ロピナビル・リトナビル（カレトラ）
	ネルフィナビル［NFV］（ビラセプト）
	ホスアンプレナビル（レクシヴァ）
	アタザナビル［ATV］（レイアタッツ）
	ダルナビル（プリジスタ）
抗真菌薬	ミコナゾール［MCZ］（フロリード）
	フルコナゾール［FLCZ］（ジフルカン）
	ホスフルコナゾール［F-FLCZ］（プロジフ）
	ボリコナゾール［VRCZ］（ブイフェンド）

◎：禁忌　↑：治療薬の作用増強　↓：治療薬の作用減弱

シアナミド	その他
	フェニトイン（末梢神経障害の増強）
	↓セイヨウオトギリソウ
	↓セイヨウオトギリソウ
	↓セイヨウオトギリソウ，フェノバルビタール，フェニトイン
	↓セイヨウオトギリソウ，フェノバルビタール，フェニトイン
	↓セイヨウオトギリソウ，フェノバルビタール，フェニトイン
エタノールを含むため併用注意	↓セイヨウオトギリソウ
エタノールを含むため併用注意	↓セイヨウオトギリソウ，フェノバルビタール，フェニトイン
	↓セイヨウオトギリソウ，フェノバルビタール，フェニトイン
	↓セイヨウオトギリソウ，フェノバルビタール，フェニトイン
	↓セイヨウオトギリソウ
	↓セイヨウオトギリソウ，フェノバルビタール，フェニトイン
	⇧フェニトイン
	⇧フェニトイン
	⇧フェニトイン
	◎↓長時間作用型バルビツール誘導体 ↓⇧フェニトイン ↓セイヨウオトギリソウ

⇧：向精神薬の作用増強　⇩：向精神薬の作用減弱

呼吸器疾患（抗精神病薬）

		一般名（商品名）
気管支拡張薬 β刺激薬	テオフィリン薬	プロキシフィリン，塩酸エフェドリン，フェノバルビタールの合剤（アストモリジン［配合薬］）
	中枢性麻薬性鎮咳薬	ジプロフィリン，塩酸エフェドリン，塩酸パパベリン，ノスカピン，塩酸ジフェンヒドラミン含有（アストフィリン［配合薬］）
鎮咳薬 抗コリン薬	鎮咳去痰配合薬	リン酸コデイン（リン酸コデイン）
		リン酸ジヒドロコデイン（リン酸ジヒドロコデイン）
		オキシメテバニール（メテバニール）
		リン酸ジヒドロコデイン，塩酸エフェドリン，塩化アンモニウム（セキコデ）
		リン酸ジヒドロコデイン，dl−塩酸メチルエフェドリン，マレイン酸クロルフェニラミン（フスコデ）
		リン酸ジヒドロコデイン，dl-塩酸メチルエフェドリン，ジプロフィリン，サリチル酸ジフェンヒドラミン，アセトアミノフェン，ブロムワレリル尿素（カフコデ−N）
		dl−塩酸メチルエフェドリン，マレイン酸クロルフェニラミン（ネオアス）
		塩酸メチルエフェドリン，塩酸ジフェンヒドラミン（アスドリン）

◎：禁忌
↑：治療薬の作用増強
↓：治療薬の作用減弱
⇧：向精神薬の作用増強
⇩：向精神薬の作用減弱

クロルプロマジン	レボメプロマジン	フルフェナジン
⇧↑	⇧↑	⇧↑
⇧↑	⇧↑	⇧↑
⇧↑	⇧↑	⇧↑
⇧↑	⇧↑	⇧↑
⇧↑	⇧↑	⇧↑
↑	↑	↑
↑	↑	↑
↑	↑	↑
↑	↑	↑
↑	↑	↑

呼吸器疾患（抗不安薬）

	一般名（商品名）	ジアゼパム	ブロマゼパム	ロラゼパム
ヒスタミン H_1 受容体遮断薬	フマル酸ケトフェチン（ザジデン）			
	塩酸アゼラスチン（アセプチン）			
	オキサトミド（セルテクト）			
	メキタジン（ゼスラン）			
	塩酸エピナスチン（アレジオン）			
末梢性呼吸刺激薬				
中枢性呼吸刺激薬	フルマゼニル（アネキセート）	◎ (BZ で長期てんかん治療中，BZ 投与	◎	◎

BZ：ベンゾジアゼピン

呼吸器疾患（気分安定薬）

		一般名（商品名）
気管支拡張薬	テオフィリン薬	テオフィリン（テオドール，テオロングなど）
		プロキシフィリン，塩酸エフェドリン，フェノバルビタールの合剤（アストモリジン［配合薬］）
呼吸促進薬	炭酸脱水素酵素抑制薬	アセタゾラミド（ダイアモックス）

アルプラゾラム	エチゾラム	ヒドロキシジン	タンドスピロン	その他
				↑⇧中枢神経抑制薬（鎮静薬, 催眠薬など）
				↑⇧中枢神経抑制薬（鎮静薬, 催眠薬など）
				↑⇧中枢神経抑制薬（鎮静薬, 催眠薬など）
				↑⇧中枢神経抑制薬（鎮静薬, 催眠薬など）
				↑⇧中枢神経抑制薬（鎮静薬, 催眠薬など）
◎	◎	◎	◎	◎
中の重症頭部外傷，頭蓋内圧亢進には慎重投与）				

カルバマゼピン	バルプロ酸
⇩↓	
⇩	⇩
	⇧

◎：禁忌
↑：治療薬の作用増強
↓：治療薬の作用減弱
⇧：向精神薬の作用増強
⇩：向精神薬の作用減弱

呼吸器疾患（抗うつ薬）

		一般名（商品名）	クロミプラミン
気管支拡張薬	テオフィリン薬	テオフィリン（テオドール、テオロングなど）	
		プロキシフィリン，塩酸エフェドリン，フェノバルビタールの合剤（アストモリジン［配合薬］）	⇧↑，⇩
		ジプロフィリン，塩酸エフェドリン，塩酸パパベリン，ノスカピン，塩酸ジフェンヒドラミン含有（アストフィリン［配合薬］）	⇩
呼吸促進薬	中枢性呼吸刺激薬	フルマゼニル（アネキセート）	BZと併用時に抗うつ薬の中毒作用増強
鎮咳薬	中枢性麻薬性鎮咳薬	リン酸コデイン（リン酸コデイン）	⇧↑
		リン酸ジヒドロコデイン（リン酸ジヒドロコデイン）	⇧↑
	鎮咳去痰配合薬	桜皮エキス，リン酸コデイン（濃厚ブロチンコデイン）	
		リン酸ジヒドロコデイン，塩酸エフェドリン，塩化アンモニウム（セキコデ）	↑
		リン酸ジヒドロコデイン，dl-塩酸メチルエフェドリン，マレイン酸クロルフェニラミン（フスコデ）	↑
		リン酸ジヒドロコデイン，dl-塩酸メチルエフェドリン，ジプロフィリン，サリチル酸ジフェンヒドラミン，アセトアミノフェン，ブロムワレリル尿素（カフコデ－N）	↑
		dl-塩酸メチルエフェドリン，マレイン酸クロルフェニラミン（ネオアス）	↑
		塩酸メチルエフェドリン，塩酸ジフェンヒドラミン（アスドリン）	↑

◎：禁忌　↑：治療薬の作用増強　↓：治療薬の作用減弱
BZ：ベンゾジアゼピン

アミトリプチリン	アモキサピン	マプロチリン	ミアンセリン	トラゾドン
⇧↑, ⇩	⇧↑, ⇩	⇧↑, ⇩	⇧↑, ⇩	
⇩	⇩			
BZと併用時に抗うつ薬の中毒作用増強	BZと併用時に抗うつ薬の中毒作用増強	BZと併用時に抗うつ薬の中毒作用増強	BZと併用時に抗うつ薬の中毒作用増強	
⇧↑	⇧↑			
⇧↑	⇧↑			
↑	↑			
↑	↑			
↑	↑			
↑	↑			
↑	↑			

⇧：向精神薬の作用増強　⇩：向精神薬の作用減弱

呼吸器疾患（抗うつ薬 2）

		一般名（商品名）
気管支拡張薬	テオフィリン薬	テオフィリン (テオドール，テオロングなど)
		プロキシフィリン，塩酸エフェドリン，フェノバルビタールの合剤（アストモリジン［配合薬］)
抗アレルギー薬	ヒスタミン H_2 受容体遮断薬	メキタジン（ゼスラン）
鎮咳薬	中枢性麻薬性鎮咳薬	リン酸コデイン（リン酸コデイン）
		リン酸ジヒドロコデイン (リン酸ジヒドロコデイン)
	鎮咳去痰配合薬	リン酸ジヒドロコデイン，塩酸エフェドリン，塩化アンモニウム（セキコデ)
		リン酸ジヒドロコデイン，dl–塩酸メチルエフェドリン，マレイン酸クロルフェニラミン（フスコデ)
		リン酸ジヒドロコデイン，dll–塩酸メチルエフェドリン，ジプロフィリン，サリチル酸ジフェンヒドラミン，アセトアミノフェン，ブロムワレリル尿素（カフコデ– N)
		dll–塩酸メチルエフェドリン，マレイン酸クロルフェニラミン（ネオアス)
禁煙補助薬		塩酸メチルエフェドリン，塩酸ジフェンヒドラミン（アスドリン）
		ニコチン（ニコチン TTS)

◎：禁忌　↑：治療薬の作用増強　↓：治療薬の作用減弱

フルボキサミン	パロキセチン	その他
↑		
	⇩	
		⇧イミプラミンなど（抗コリン作用の増強）
		⇧↑三環系抗うつ薬
		⇧↑三環系抗うつ薬
		↑三環系抗うつ薬
		↑三環系抗うつ薬
		↑三環系抗うつ薬
		↑三環系抗うつ薬
		↑三環系抗うつ薬
		↑イミプラミン

⇧：向精神薬の作用増強　⇩：向精神薬の作用減弱

呼吸器疾患（睡眠薬）

	一般名（商品名）	クアゼパム	フルニトラゼパム
ヒスタミン H_1 受容体遮断薬	フマル酸ケトフェチン（ザジデン）		
	塩酸アゼラスチン（アセプチン）		
	オキサトミド（セルテクト）		
	メキタジン（ゼスラン）		
	塩酸エピナスチン（アレジオン）		
中枢性呼吸刺激薬	フルマゼニル（アネキセート）	◎	◎
		(BZ で長期てんかん治療中，BZ	

BZ：ベンゾジアゼピン

呼吸器疾患（その他）

	一般名（商品名）
β刺激薬	塩酸エフェドリン（塩酸エフェドリン）
	dl-塩酸メチルエフェドリン（メチエフ）
テオフィリン薬	テオフィリン（テオドール，テオロングなど）
	アミノフィリン（ネオフィリン）
	プロキシフィリン，塩酸エフェドリン，フェノバルビタールの合剤（アストモリジン［配合薬］）
	ジプロフィリン，塩酸エフェドリン，塩酸パパベリン，ノスカピン，塩酸ジフェンヒドラミン含有（アストフィリン［配合薬］）

◎：禁忌　↑：治療薬の作用増強　↓：治療薬の作用減弱

ミダゾラム	ブロチゾラム	ゾピクロン	ゾルピデム	その他
				↑⇧中枢神経抑制薬（鎮静薬,催眠薬など）
				↑⇧中枢神経抑制薬（鎮静薬,催眠薬など）
				↑⇧中枢神経抑制薬（鎮静薬,催眠薬など）
				↑⇧中枢神経抑制薬（鎮静薬,催眠薬など）
				↑⇧中枢神経抑制薬（鎮静薬,催眠薬など）
◎	◎	◎	◎	◎
投与中の重症頭部外傷，頭蓋内圧亢進には慎重投与）				

ジスルフラム	その他
	↑ MAO 阻害薬，甲状腺製剤で交感神経刺激作用の増強
	↑ MAO 阻害薬，甲状腺製剤で交感神経刺激作用の増強
⇧	⇩フェノバルビタール，⇩↓フェニトイン
⇧	⇩フェノバルビタール，⇩↓フェニトイン
⇧	⇧↑飲酒，MAO 阻害薬，甲状腺薬，中枢神経抑制薬，抗ヒスタミン薬，⇩フェノバルビタール，⇩↓フェニトイン
	↑ MAO 阻害薬，甲状腺薬，⇧中枢神経抑制薬，飲酒

⇧：向精神薬の作用増強　⇩：向精神薬の作用減弱

呼吸器疾患（その他）〈つづき〉

	一般名（商品名）
ヒスタミン H_2 受容体遮断薬	メキタジン（ゼスラン）
末梢性呼吸刺激薬	塩酸ドキサプラム（ドプラム）
炭酸脱水素酵素抑制薬	アセタゾラミド（ダイアモックス）
中枢性麻薬性鎮咳薬	リン酸コデイン（リン酸コデイン）
	リン酸ジヒドロコデイン（リン酸ジヒドロコデイン）
	オキシメテバニール（メテバニール）
中枢性非麻薬性鎮咳薬	臭化水素デキストロメトルファン（メジコン）
鎮咳去痰配合薬	リン酸ジヒドロコデイン，塩酸エフェドリン，塩化アンモニウム（セキコデ）
	リン酸ジヒドロコデイン，dl–塩酸メチルエフェドリン，マレイン酸クロルフェニラミン（フスコデ）
	リン酸ジヒドロコデイン，dl-塩酸メチルエフェドリン，ジプロフィリン，サリチル酸ジフェンヒドラミン，アセトアミノフェン，ブロムワレリル尿素（カフコデ－N）
	dl–塩酸メチルエフェドリン，マレイン酸クロルフェニラミン（ネオアス）
	塩酸メチルエフェドリン，塩酸ジフェンヒドラミン（アスドリン）

◎：禁忌　↑：治療薬の作用増強　↓：治療薬の作用減弱

ジスルフラム	その他
	↑⇧フェノバルビタール・アルコール（眠気），MAO 阻害薬（口渇・排尿困難）
	↑⇧ MAO 阻害薬で血圧上昇
	フェニトイン，フェノバルビタールとの併用でクル病，骨軟化症が出現したという報告
	バルビツール酸系薬剤，MAO 阻害薬，アルコールとの併用で過鎮静と呼吸抑制，抗コリン作用をもつ薬剤との併用で便秘～麻痺性イレウス，尿閉
	バルビツール酸系薬剤，MAO 阻害薬，アルコールとの併用で過鎮静と呼吸抑制，抗コリン作用をもつ薬剤との併用で便秘～麻痺性イレウス，尿閉
	バルビツール酸系薬剤，アルコールとの併用で過鎮静と呼吸抑制
	◎ MAO 阻害薬
	↑甲状腺製剤，MAO 阻害薬，アルコール，中枢神経抑制薬（バルビツール酸誘導体など），抗コリン薬
	↑甲状腺製剤，MAO 阻害薬，アルコール，中枢神経抑制薬（バルビツール酸誘導体など），抗コリン薬
	↑甲状腺製剤，MAO 阻害薬，アルコール，中枢神経抑制薬（バルビツール酸誘導体など），抗コリン薬
	↑甲状腺製剤，MAO 阻害薬，アルコール，中枢神経抑制薬（バルビツール酸誘導体など），抗コリン薬
	↑甲状腺製剤，MAO 阻害薬，アルコール，中枢神経抑制薬（バルビツール酸誘導体など），抗コリン薬

⇧：向精神薬の作用増強　⇩：向精神薬の作用減弱

第5章 循環器疾患 本文 p.61〜68

抗精神病薬

	クロルプロマジン	レボメプロマジン
ミオコール，ニトロペン，ミリスロール	血圧低下	血圧低下
ニトロール	血圧低下	血圧低下
イノバン，プレドパ	↓	↓
アトロピン	⇧	⇧

抗不安薬

	ジアゼパム	ブロマゼパム
レペタン	⇧	⇧
モルヒネ	⇧	⇧

抗躁薬

	炭酸リチウム	カルバマゼピン
アセチルサリチル酸	⇧	
ラシックス	⇧	低 Na 血症
ジゴシン		↓
ワソラン		↑
ワーファリン		↓
レニベース	⇧	
タナトリル	⇧	
ブロプレス	⇧	
ニューロタン	⇧	
ディオバン	⇧	
アルダクトン	⇧	
マンニットール	⇩	
グリセオール	⇩	

フルフェナジン	ゾテピン	ハロペリドール
血圧低下	血圧低下	
血圧低下	血圧低下	
↓	↓	↓
⇧	⇧	

ロラゼパム	アルプラゾラム	エチゾラム
⇧	⇧	⇧
⇧	⇧	⇧

バルプロ酸
⇧
↓

◎：禁忌
↑：治療薬の作用増強
↓：治療薬の作用減弱
⇧：向精神薬の作用増強
⇩：向精神薬の作用減弱

抗うつ薬

	クロミプラミン	アミトリプチリン	アモキサピン	マプロチリン
ミオコール，ニトロペン，ミリスロール	血圧低下	血圧低下	血圧低下	
ニトロール	血圧低下	血圧低下	血圧低下	
アセチルサリチル酸	⇧	⇧	⇧	⇧
ドブトレックス	↑	↑	↑	↑
ノルアドレナリン	↑	↑	↑	↑
アトロピン	⇧	⇧	⇧	⇧
ジゴシン				
ワーファリン	↑	↑	↑	↑

睡眠薬

	クアゼパム	フルニトラゼパム	ミダゾラム
レペタン	⇧	⇧	⇧
モルヒネ	⇧	⇧	⇧
ワソラン			↑
アンカロン			⇧

◎：禁忌
↑：治療薬の作用増強
↓：治療薬の作用減弱
⇧：向精神薬の作用増強
⇩：向精神薬の作用減弱

ミアンセリン	トラゾドン	フルボキサミン	ミルナシプラン	パロキセチン	セルトラリン
⇧		出血症状		出血症状	出血症状
↑			↑		
↑			↑		
⇧					
	↑				
↑		↑		↑	

ブロチアゾラム	ゾピクロン	ゾルピデム
⇧	⇧	⇧
⇧	⇧	⇧

第6章 消化器疾患 本文 p.69〜74

慢性肝炎（抗うつ薬）

<table>
<tr><th></th><th>フルボキサミン</th><th>セルトラリン</th></tr>
<tr><td rowspan="2">Ｌ－トリプトファンを含有するアミノ酸製剤，経腸成分栄養剤</td><td>↑⇧</td><td>↑⇧</td></tr>
<tr><td colspan="2">Ｌ－トリプトファンはセロトニンの前駆物質であるため，脳内セロトニン濃度が高まり，セロトニン症候群があらわれる。</td></tr>
</table>

炎症性腸疾患（抗うつ薬）

<table>
<tr><th></th><th>アミトリプチリン</th><th>アモキサピン</th><th>マプロチリン</th></tr>
<tr><td rowspan="2">スルファメトキサゾール・トリメトプリム（バクタ）</td><td>↓</td><td>↓</td><td>↓</td></tr>
<tr><td colspan="3">代謝促進または両剤の受容体レベルでの拮抗作用により，抗うつ効果が減じる。</td></tr>
</table>

胃・十二指潰瘍（抗精神病薬）

<table>
<tr><th></th><th>クロルプロマジン</th><th>ハロペリドール</th><th>ルーラン</th></tr>
<tr><td rowspan="2">メトクロプラミド（プリンペラン）</td><td>↑⇧</td><td>↑⇧</td><td>↑⇧</td></tr>
<tr><td colspan="3">抗ドパミン作用を有するため，併用により抗ドパミン作用が強くあらわれる。内分泌異常，錐体外路症状が出現しやすくなる。</td></tr>
<tr><td>H_2 受容体遮断薬</td><td></td><td></td><td>★
胃酸分泌抑制作用を有するため，慎重投与。</td></tr>
</table>

◎：禁忌
↑：治療薬の作用増強
↓：治療薬の作用減弱
⇧：向精神薬の作用増強
⇩：向精神薬の作用減弱

胃・十二指潰瘍（抗不安薬）

	ジアゼパム	ブロマゼパム	アルプラゾラム	ヒドロキシジン
シメチジン	↑	↑	↑	↑
	CYP2D6 阻害が強いため，慎重投与。			
オメプラゾール	↑			
	クリアランスが 27 ～ 55％減少する。代謝排泄を遅延させるため作用増強。			

胃・十二指潰瘍（気分安定薬）

	カルバマゼピン
メトクロプラミド（プリンペラン）	↑ 機序は不明だが，中毒症状（眠気，悪心，嘔吐，眩暈など）があらわれる。神経症状（歩行障害，運動失調，眼振，複視，下肢反射亢進）があらわれたとの報告がある。
シメチジン	↑
オメプラゾール	↑ 代謝を阻害し，血中濃度が上昇。急速に上昇し，中毒症状（眠気，悪心・嘔吐，眩暈など）があらわれることがある。

胃・十二指潰瘍（抗うつ薬）

	クロミプラミン	アモキサピン	ミルナシプラン	パロキセチン	セルトラリン
シメチジン	↑	↑	↑	↑	↑

胃・十二指潰瘍（睡眠薬）

	クアゼパム	フルニトラゼパム	ミダゾラム	ブロチアゾラム
シメチジン	↑	↑	↑	↑

第7章 神経疾患 本文 p.75〜89

抗精神病薬

	クロルプロマジン	レボメプロマジン	フルフェナジン	ゾテピン	ハロペリドール
リファンピシン（リマクタン）	⇩	⇩	⇩	⇩	⇩
ガルバマゼピン（テグレトール）	⇩	⇩	⇩	⇩	⇩
フェニトイン（アレビアチン）					
トピラマート（トピナ）					
ラモトリギン（ラミクタール）					
フェノバルビタール（フェノバール）	⇧	⇧	⇧	⇧	⇧
クロナゼパン（リボトリール）	⇧	⇧	⇧		
クロバザム（マイスタン）	⇧	⇧	⇧		
レボドパ製剤	↓	↓	↓	↓	↓
ドパミンアゴニスト	↓	↓	↓	↓	↓
アマンタジン（シンメトレル）					
抗コリン薬	腸管麻痺↑	腸管麻痺↑	腸管麻痺↑	腸管麻痺↑	腸管麻痺
ドロキシドパ（ドプス）	↓	↓	↓		↓
サイクロスポリン（サンディミュン					

◎：禁忌　↑：治療薬の作用増強　↓：治療薬の作用減弱

スルトプリド	リスペリドン	ルーラン	クエチアピン	オランザピン	アリピプラゾール	ブロナンセリン
⇩	⇩	⇩	⇩	⇩	⇩	⇩
⇩	⇩	⇩	⇩	⇩	⇩	⇩
	⇩					
	⇩					
	⇧					
⇧	⇩⇧	⇧	⇧	⇧	⇧	⇩⇧
↓	↓	↓	↓	↓	↓	↓
↓	↓	↓	↓	↓	↓	↓
				腸管麻痺↑		
						⇧

⇧：向精神薬の作用増強　⇩：向精神薬の作用減弱

抗うつ薬

一般名（商品名）	クロミプラミン	アミトリプチリン	アモキサピン	マプロチリン
ワルファリン (ワーファリン)	↑	↑	↑	
アセチルサリチル酸 (アスピリン)				
イソニアジド (イスコチン)	⇧	⇧	⇧	
リファンピシン (リマクタン)	⇩	⇩	⇩	
トリプタン系薬剤				
ロメリジン (テラナス)				
カルバマゼピン (テグレトール)	⇩	⇩	⇩	↑⇩
フェニトイン (アレビアチン)	↑	↑	↑	
トピラマート (トピナ)		⇧		
フェノバルビタール (フェノバール)	⇩⇧↑	⇩⇧↑	⇩⇧↑	⇩⇧↑
抗コリン薬	腸管麻痺	腸管麻痺	腸管麻痺	
セリギリン (エフピー)	◎	◎	◎	◎
ドロキシドパ (ドプス)	↑	↑	↑	
サイクロスポリン (サンディミュン)				

◎：禁忌
↑：治療薬の作用増強
↓：治療薬の作用減弱
⇧：向精神薬の作用増強
⇩：向精神薬の作用減弱

ミアンセリン	トラゾドン	フルボキサミン	ミルナシプラン	パロキセチン	セルトラリン
	↓	↑		↑	
		出血症状		出血症状	出血症状
		セロトニン症候群	セロトニン症候群	セロトニン症候群	セロトニン症候群
		◎			
	⇩	↑		↑	↑
↑	↑	↑		↑	↑
⇧↑	⇧			⇩	
◎		◎	◎	◎	◎
		↑			

抗躁薬

一般名（商品名）	炭酸リチウム
ワルファリン（ワーファリン）	
アセチルサリチル酸（アスピリン）	⇧
メロペネム（メロペン）	
リファンピシン（リマクタン）	
デキサメタゾン（デカドロン）	
NSAIDs	⇧
バルプロ酸（デパケン）	
カルバマゼピン（テグレトール）	精神神経症状
フェニトイン（アレビアチン）	
ゾニサミド（エクセグラン）	
ガバペンチン（ガバペン）	
トピラマート（トピナ）	⇧⇩
ラモトリギン（ラミクタール）	
フェノバルビタール（フェノバール）	
クロナゼパム（リボトリール）	
クロバザム（マイスタン）	
タクロリムス（プログラフ）	
サイクロスポリン（サンディミュン）	

抗不安薬

一般名（商品名）	ジアゼパム	ブロマゼパム
リファンピシン（リマクタン）	⇩	⇩
カルバマゼピン（テグレトール）	⇩	⇩
フェノバルビタール（フェノバール）	⇧	⇧

カルバマゼピン	バルプロ酸
↓	↑
	⇧
	◎
⇩	
↓	
⇩	
	⇩
↑ ↓	↑ ↓
↑	↑
↓	↑
↓	↓
欠神発作重積	
↓⇧	↓⇧
↓	
↓	

◎：禁忌
↑：治療薬の作用増強
↓：治療薬の作用減弱
⇧：向精神薬の作用増強
⇩：向精神薬の作用減弱

ロラゼパム	アルプラゾラム	エチゾラム
⇩	⇩	⇩
⇩	⇩	⇩
⇧	⇧	⇧

睡眠薬

一般名（商品名）	クアゼパム	フルニトラゼパム
フルコナゾール（ジフルカン）		
リファンピシン（リマクタン）	⇩	⇩
カルバマゼピン（テグレトール）	⇩	⇩
フェノバルビタール（フェノバール）	⇧	⇧

その他

一般名（商品名）	ジスルフィラム
アセチルサリチル酸（アスピリン）	
NSAIDs	
カルバマゼピン（テグレトール）	
フェノバルビタール（フェノバール）	⇧
抗コリン薬	
副腎皮質ステロイド	

ミダゾラム	ブロチアゾラム	ゾピクロン	ゾルピデム	トリアゾラム
				◎
⇩	⇩	⇩	⇩	⇩
⇩	⇩	⇩	⇩	⇩
⇧	⇧	⇧	⇧	⇧

ドネペジル
消化性潰瘍
消化性潰瘍
⇩
⇩
⇩↓
⇩

◎：禁忌
↑：治療薬の作用増強
↓：治療薬の作用減弱
⇧：向精神薬の作用増強
⇩：向精神薬の作用減弱

抗精神病薬 1

種類	細分類	クロルプロマジン
β 受容体遮断薬	チモロール	その他*
	カルテオロール	その他*
	レボブノロール	↑
	ベタキソロール	その他*
$\alpha\beta$ 受容体遮断薬	ニプラジロール	その他*
α_1 受容体遮断薬	ブナゾシン	その他*
降圧剤	ACE 阻害薬	その他*
	ARB	その他*
	サイアザイド系利尿剤	その他*
	ループ系利尿剤	その他*
	Ca 拮抗薬	その他*
排尿障害治療薬	バラプロスト®	

*：抗精神病薬がもつ α_1 交感神経神経抑制作用などにより，降圧作

抗精神病薬 2

種類	細分類	リスペリドン
β 受容体遮断薬	チモロール	↑
	カルテオロール	↑
	レボブノロール	↑
	ベタキソロール	↑
$\alpha\beta$ 受容体遮断薬	ニプラジロール	↑
α_1 受容体遮断薬	ブナゾシン	↑
降圧剤	ACE 阻害薬	↑
	ARB	↑
	サイアザイド系利尿剤	↑
	ループ系利尿剤	↑
	Ca 拮抗薬	↑
脂質異常症治療薬	HMG-CoA 還元酵素阻害薬（スタチン）	
	フィブラート系	
排尿障害治療薬	シロドシン（ユリーフ®）	

*：抗精神病薬がもつ α_1 交感神経神経抑制作用などにより，降圧作

◎：禁忌　↑：治療薬の作用増強　↓：治療薬の作用減弱

本文 p.91～111

レボメプロマジン	フルフェナジン	ゾテピン
その他*		その他*
その他*		その他*
↑		その他*
その他*		その他*
その他*		その他*
その他*		その他*
その他*		その他*
その他*		その他*
その他*		その他*
その他*		その他*
その他*		その他*
相互作用不明		

用が増強される可能性あり。

ペロスピロン	オランザピン	アリピプラゾール	ブロナンセリン
その他*		↑⇧	その他*
その他*		⇧	その他*
その他*			その他*
その他*			その他*
その他*			その他*
その他*	その他*		その他*
その他*			その他*
その他*			その他*
その他*			その他*
その他*			その他*
その他*		↑⇧	その他*
		↑⇧	
		⇧	
		↑⇧	

用が増強される可能性あり。

⇧：向精神薬の作用増強　⇩：向精神薬の作用減弱

抗不安薬

種類	ヒドロキシジン	タンドスピロン
ARB	⇧	
Ca 拮抗薬	↑⇧	↑
HMG-CoA 還元酵素阻害薬（スタチン）	↑⇧	
バラプロスト®	相互作用不明	

抗うつ薬 1

種類	細分類	クロミプラミン
β受容体遮断薬	チモロール	↑⇧
	カルテオロール	⇧
	レボブノロール	
	ベタキソロール	
αβ受容体遮断薬	ニプラジロール	
$α_1$ 受容体遮断薬	ブナゾシン	
降圧剤	ACE 阻害薬	
	ARB	
	サイアザイド系利尿剤	
	ループ系利尿剤	
	Ca 拮抗薬	↑⇧
脂質異常症治療薬	HMG-CoA 還元酵素阻害薬（スタチン）	↑⇧
排尿障害治療薬	フィブラート系	⇧
	バラプロスト®	
	バロメタン®（現在販売中止）	
	シロドシン（ユリーフ®）	↑⇧

◎：禁忌
↑：治療薬の作用増強
↓：治療薬の作用減弱
⇧：向精神薬の作用増強
⇩：向精神薬の作用減弱

気分安定薬

種類	細分類	カルマゼピン
	Ca 拮抗薬	↓⇧
脂質異常症治療薬	HMG-CoA 還元酵素阻害薬（スタチン）	↓⇧
排尿障害治療薬	シロドシン（ユリーフ®）	↑⇧

アミトリプチリン	マプロチリン	トラゾドン
↑⇧	↑⇧	↑
⇧	⇧	↑
		↑
		↑
		↑
		↑
		↑
		↑
		↑
		↑
↑⇧	⇧	↑
↑⇧	⇧	
⇧	⇧	
相互作用不明		
↑⇧		

抗うつ薬2

種類	細分類	フルボキサミン
β受容体遮断薬	チモロール	
	カルテオロール	
	レボブノロール	
	ベタキソロール	
αβ受容体遮断薬	ニプラジロール	
α_1受容体遮断薬	ブナゾシン	↑
副交感神経刺激薬	ピロカルピン	
交感神経刺激薬	ジピベフリン	
降圧剤	Ca拮抗薬	↑
排尿障害治療薬	エピプロスタット®	相互作用不明
	タムロシン（ハルナールD®）	
	ナフトピジル（フリバス®、アビショット®）	
	シロドシン(ユリーフ®)	↑

睡眠薬

種類	細分類	ミダゾラム
降圧剤	Ca拮抗薬	↑⇧
脂質異常症治療薬	HMG-CoA還元酵素阻害薬（スタチン）	↑⇧
	フィブラート系	⇧
排尿障害治療薬	シロドシン（ユリーフ®）	↑⇧

その他

種類	細分類	シアナミド
副交感神経刺激薬	ピロカルピン	
降圧剤	Ca拮抗薬	
排尿障害治療薬	バラプロスト®	

ミルナシプラン	パロキセチン	セルトラリン
↓	↑	
↓		
↓		
↓		
↓		
↓		
↓		
↑		
↓		
↓		
↓		

ブロチアゾラム	ゾピクロン
↑ ⇧	↑ ⇧
↑ ⇧	↑ ⇧
⇧	⇧
↑ ⇧	↑ ⇧

◎：禁忌
↑：治療薬の作用増強
↓：治療薬の作用減弱
⇧：向精神薬の作用増強
⇩：向精神薬の作用減弱

ジスルフィラム	ドネペジル	フルマゼニル	ダントロレン
	↑		
			その他*
相互作用不明			

*：高 ca 血症に伴う心室細動，循環虚脱などの出現可能性あり

抗精神病薬（1）

	クロルプロマジン	レボメプロマジン
添付文書	△	△
FDA 薬剤胎児危険度分類	C	C
オーストラリア医薬品評価委員会基準	C	N/A
米国小児科学アカデミーによる評価	unknown	unknown
授乳に関する危険性	L3	L3

抗精神病薬（2）

	リスペリドン	ペロスピロン
添付文書	◇	◇
FDA 薬剤胎児危険度分類	Cm	N/A
オーストラリア医薬品評価委員会基準	B3	N/A
米国小児科学アカデミーによる評価	N/A	N/A
授乳に関する危険性	L3	N/A

抗不安薬

	ジアゼパム	ブロマゼパム
添付文書	◇	◇
FDA 薬剤胎児危険度分類	D	N/A
オーストラリア医薬品評価委員会基準	C	C
米国小児科学アカデミーによる評価	unknown	N/A
授乳に関する危険性	L3 （慢性使用では L4）	N/A

本文 p.115～164

フルフェナジン	ゾテピン	ハロペリドール	スルトプリド
△	△	禁忌	◇
C	N/A	Cm	N/A
C	N/A	C	N/A
N/A	N/A	unknown	N/A
L3	N/A	L2	N/A

クエチアピン	オランザピン	アリピプラゾール	ブロナンセリン
◇	◇	◇	◇
Cm	Cm	Cm	N/A
B3	B3	B3	N/A
unknown	N/A	N/A	N/A
L4	L2	L3	N/A

ロラゼパム	アルプラゾラム	エチゾラム	ヒドロキシジン	タンドスピロン
◇	◇	◇	禁忌	◇
Dm	Dm	N/A	C	N/A
C	C	C	B1	N/A
unknown	unknown	N/A	N/A	N/A
L3	L3	N/A	N/A	N/A

p.228～229の解説を参照。

気分安定薬

	炭酸リチウム	カルバマゼピン
添付文書	禁忌	◇
FDA 薬剤胎児危険度分類	D	Dm
オーストラリア医薬品評価委員会基準	D	D
米国小児科学アカデミーによる評価	禁忌	使用可能
授乳に関する危険性	L4	L2

抗うつ薬

	クロミプラミン	アミトリプチリン	アモキサピン	マプロチリン
添付文書	△	◇	◇	△
FDA 薬剤胎児危険度分類	Cm	Cm	Cm	Bm
オーストラリア医薬品評価委員会基準	C	C	N/A	N/A
米国小児科学アカデミーによる評価	unknown	unknown	unknown	N/A
授乳に関する危険性	L2	L2	L2	L3

睡眠薬

	クアゼパム	フルニトラゼパム
添付文書	◇	△
FDA 薬剤胎児危険度分類	Xm	N/A
オーストラリア医薬品評価委員会基準	N/A	C
米国小児科学アカデミーによる評価	unknown	N/A
授乳に関する危険性	L2	N/A

バルプロ酸
原則禁忌
Dm
D
使用可能
L2

ミアンセリン	トラゾドン	フルボキサミン	ミルナシプラン	パロキセチン	セルトラリン
◇	◇	△	◇	◇	◇
N/A	Cm	Cm	N/A	Dm	Cm
B2	N/A	C	N/A	D	C
N/A	unknown	unknown	N/A	unknown	unknown
N/A	L2	L2	N/A	L2	L2

ミダゾラム	ブロチゾラム	ゾピクロン	ゾルピデム
△	△	◇	◇
N/A	N/A	Cm	Bm
C	N/A	C	B3
N/A	N/A	N/A	N/A
N/A	N/A	N/A	L3

p.228～229の解説を参照。

その他

	シアナミド	ジスルフラム
添付文書	禁忌	禁忌
FDA 薬剤胎児危険度分類	N/A	N/A
オーストラリア医薬品評価委員会基準	N/A	B2
米国小児科学アカデミーによる評価	N/A	N/A
授乳に関する危険性	N/A	N/A

薬剤添付文書

△：投与しないことが望ましい
◇：治療上の有益性が危険を上回ると判断される場合にのみ投与

FDA 薬剤胎児危険度分類

A：ヒト対照試験で危険が見出されていない
B：ヒトでの危険の証拠はない
C：危険性を否定しえない
D：危険性を示すエビデンスがある
X：禁忌
m：製薬会社のデータによる

オーストラリア医薬品評価委員会基準

A：多数の経験から，この薬剤の使用により奇形の頻度や胎児に対する直接・間接の有害作用が増大するといういかなる証拠も観察されていない。

B1：使用経験は限定的だが，この薬剤の使用により奇形の頻度や胎児に対する直接・間接の有害作用が増大するといういかなる証拠も観察されていない。動物を用いた研究にても胎仔へ障害が増加したという証拠はない。

B2：使用経験は限定的だが，この薬剤の使用により奇形の頻度や胎児に対する直接・間接の有害作用が増大するといういかなる証拠も観察されていない。動物を用いた研究は不十分だが，現時点までには胎仔へ障害が増加したという証拠はない。

ドネペジル	フルマゼニル	ダントロレン
◇	◇	△
N/A	N/A	N/A
B3	B3	B2
N/A	N/A	N/A
N/A	N/A	N/A

B3：使用経験は限定的だが，この薬剤の使用により奇形の頻度や胎児に対する直接・間接の有害作用が増大するといういかなる証拠も観察されていない。動物を用いた研究では胎仔へ障害が増加したという証拠が得られている。このことがヒトに関してどのような意義をもつかは現時点では不明。

C：催奇形性はないが，その薬理効果によって胎児や新生児に有害作用を惹起する，またはその疑いがある。これらの効果は可逆的なこともある。

D：ヒト胎児の奇形や不可逆な障害の発生頻度を増す，または増すと疑われる，またはその原因と推測される。

X：胎児に永久的な障害を惹起する危険性が高い。妊娠中，または妊娠の可能性がある場合に使用すべきでない。

授乳に関する危険性

L1：最も安全
L2：ほぼ安全
L3：中等度の安全性
L4：危険の可能性がある
L5：禁忌

N/A：参照できるデータなし

資料 2

本書で検索した向精神薬および身体疾患治療薬の一覧

1 検索 向精神薬一覧

抗精神病薬	クロルプロマジン	レボメプロマジン	フルフェナジン	ゾテピン	ハロペリドール
主な代謝酵素	CYP2D6	2D6	該当資料なし	1A2，3A4	2D6，3A6

抗不安薬	ジアゼパム	ブロマゼパム	ロラゼパム	アルプラゾラム
主な代謝酵素	主に3A4，2C19，2C9	該当資料なし	該当資料なし	3A4，3A5

気分安定薬	炭酸リチウム	カルバマゼピン	バルプロ酸
主な代謝酵素	代謝を受けない	3A4	2A6，2B6，2C9

抗うつ薬	クロミプラミン	アミトリプチリン	アモキサピン	マプロチリン	ミアンセリン
主な代謝酵素	2D6（CYP1A2，CYP3A4，CYP2C19の関与も示唆）	2D6	該当資料なし	2D6	1A2，2D6，3A4

睡眠薬	クアゼパム	フルニトラゼパム	ミダゾラム	ブロチゾラム
主な代謝酵素	2C9 3A4	該当資料なし	3A4	3A4

その他	シアナミド	ドネペジル	フルマゼニル	ダントロレン
主な代謝酵素	該当資料なし	3A4，2D6	該当資料なし	記載なし

スルトプリド	リスペリドン	ルーラン	クエチアピン	オランザピン	アリピプラゾール	ブロナンセリン
記載なし	2D6(3A4の関与も示唆)	CYP1A1, 2C8, 2D6, 3A4（最も3A4の関与が大きい）	3A4	1A2, 2D6	3A4, 2D6	3A4

エチゾラム	ヒドロキシジン	タンドスピロン
2C9, 3A4	3A4, 3A5	3A4, 2D6

トラゾドン	フルボキサミン	ミルナシプラン	パロキセチン	セルトラリン
3A4, 2D6	CYP2D6の関与が示唆。CYP1A2, CYP3A4, CYP2D6, CYP2C19を阻害，特にCYP1A2の阻害作用は強い	3A4	2D6	CYP2C19, CYP2C9, CYP2B6, およびCYP3A4など

ゾピクロン	ゾルピデム
3A4, 2C8	主3A4, 一部2C9, 1A2

2 検索 身体疾患治療薬一覧

1. 悪性腫瘍

一般名（略語）	商品名
ドキソルビシン（ADR, ADM, DOX, DXR）	アドリアシン
アムルビシン（AMR）	カルセド
アナストロゾール（ANA）	アリミデックス
シタラビン（Ara-C）	キロサイド，サイトサール
トレチノイン（ATRA）	ベサノイド
エノシタビン（BHAC）	サンラビン
ブレオマイシン（BLM）	ブレオ
ブスルファン（BU, BUS）	マブリン
カルボプラチン（CBDCA）	パラプラチン
シスプラチン（CDDP）	ブリプラチン，ランダ
シクロホスファミド（CPA, CPM, CY）	エンドキサン
イリノテカン（CPT-11）	カンプト，トポテシン
カルボコン（CQ）	エスキノン
ホスフェストロール（DES）	ホンバン
デキサメタゾン（DEX）	デカドロン
ダウノルビシン（DNR）	ダウノマイシン
ダカルバジン（DTI）	ダカルバジン
ドセタキセル（DTX, TXT）	タキソテール
エストラムスチン（EP）	エストラサイト
エピルビシン（EPI）	ファルモルビシン
エクセメスタン（EXE）	アロマシン
フルダラビン（F-ara-A）	フルダラ
テガフール（FT）	フトラフール，サンフラール
ゲムシタビン（GEM）	ジェムザール
カルモフール（HCFU）	ミフロール
ヒドロキシカルバミド（HU）	ハイドレア
イダルビシン（IDR）	イダマイシン
インターフェロンα（IFN-α）	スミフェロン，オーアイエフ
インターフェロンβ（IFN-β）	フエロン
インターフェロンγ（IFN-γ）	オーガンマ
イホスファミド（IFM, IFX）	イホマイド
L-アスパラギナーゼ（L-ASP）	ロイナーゼ

1．悪性腫瘍〈つづき〉

一般名（略語）	商品名
レボホリナート（ι-LV）	アイソボリン
オキサリプラチン（L-OHP）	エルプラット
メルファラン（L-PAM）	アルケラン
ホリナート（LV）	ロイコボリン
ラニムスチン（MCNU）	サイメリン
ミトキサントロン（MIT, DHAD）	ノバントロン
マイトマイシンC（MMC）	マイトマイシン
メドロキシプロゲステロン（MPA）	ヒスロンH，プロベラ200
メチルプレドニゾロン（mPSL）	デポ・メドロール
メトトレキサート（MTX）	メソトレキセート
OK-432（OK-432）	ピシバニール
プロカルバジン（PCZ）	ナツラン
ペプレオマイシン（PEP）	ペプレオ
プレドニゾロン（PSL）	プレドニゾロン，プレドニン
パクリタキセル（PTX, TAX）	タキソール
タモキシフェン（TAM）	ノルバデックス，タスオミン
チオテパ（TEPA, TT）	テスパミン
ピラルビシン（THP-ADM）	テラルビシン，ピノルビン
テモゾロマイド（TMZ）	テモダール
テガフール・ギメラシル・オテラシル（TS-1, S-1）	ティーエスワン
テガフール・ウラシル（UFT）	ユーエフティー
ビンクリスチン（VCR）	オンコビン
ビンデシン（VDS）	フィルデシン
ビンブラスチン（VLB）	エクザール，ビンブラスチン
ビノレルビン（VNB, VNR）	ナベルビン
エトポシド（VP-16, ETP）	ペプシド，ラステット
フルオロウラシル	5FU
カペシタビン	ゼローダ
トラスツズマブ	ハーセプチン
ベバシズマブ	アバスチン
トシリズマブ	アクテムラ
セツキシマブ	アービタックス
リツキシマブ	リツキサン
イマチニブ	グリベック

1．悪性腫瘍〈つづき〉

一般名（略語）	商品名
スニチニブ	スーテント
ソラフェニブ	ネクサバール
ゲフィチニブ	イレッサ
エルロチニブ	タルセバ
ボルテゾミブ	ベルケイド
サリドマイド	サレド
ビカルタミド	カソデックス
デキサメタゾン	デカドロン
プレドニゾロン	プレドニン

2.　膠原病

一般名（略語）	商品名
プレドニゾロン	プレドニン
金チオリンゴ酸ナトリウム	シオゾール
オーラノフィン	リドーラ
ペニシラミン	メタルカプターゼ
ブシラミン	リマチル
メトトレキサート	リウマトレックス
アザチオプリン	イムラン
サイクロスポリン	ネオーラル，サンデュミオン
タクロリムス	プログラフ
ミゾリビン	ブレディニン
シクロホスファミド	エンドキサン
インフリキシマブ	レミケード
アダリムマブ	ヒュムラ
エタネルセプト	エンブレル
トシリズマブ	アクテムラ
リツキシマブ	リツキサン

3. 糖尿病・高脂血症・内分泌疾患

		一般名
インスリン抵抗性改善薬		ピオグリタゾン
αグルコシダーゼ阻害薬（αbGI）		アカルボース
		ボグリボース
		ミグリトール
ビグアナイド薬		ブホルミン
		メトホルミン
インスリン分泌促進薬	スルホニル尿素（SU）系薬	トルブタミド
		グリメピリド
		グリクラジド
		グリベンクラミド
	グリニド系薬	ナテグリニド
		ミチグリニド
インスリン製剤	超速効型	インスリンアスパルト
		インスリンリスプロ
	速効型	生合成ヒト中性インスリン
		ヒトインスリン
	混合型	二相性プロタミン結晶性インスリンアナログ水性懸濁
		インスリンリスプロ混合製剤
		生合成ヒト二相性イソフェンインスリン水性懸濁
	中間型	中間型インスリンリスプロ
		生合成ヒトイソフェンインスリン水性懸濁
		ヒトイソフェンインスリン水性懸濁
	持続型	インスリングラルギン

商品名
アクトス
グルコバイ
ベイスン
セイブル
ジベトンS
メルビン，メデット
ラスチノン
アマリール
グリミクロン
オイグルコン，ダオニール
スターシス，ファスティック
グルファスト
ノボラピッド
ヒューマログ
ペンフィルR，ノボリンR，イノレットR
ヒューマカートR，ヒューマリンR
ノボラピッド30ミックス
ヒューマログミックス25，50
ペンフィル10R・20R・30R・40R・50R，ノボリン10R・20R・30R・40R・50R，イノレット10R・20R・30R・40R・50R，ヒューマカート3/7，ヒューマリン3/7
ヒューマログN
ペンフィルN，ノボリンN，イノレットN
ヒューマカートN，ヒューマリンN
ランタス

3. 糖尿病・高脂血症・内分泌疾患〈つづき〉

	一般名
スタチン（HMG−CoA 還元酵素阻害薬）	プラバスタチン
	シンバスタチン フルバスタチン
	アトルバスタチン
	ピタバスタチン
	ロスバスタチン
陰イオン交換樹脂	コレスチラミン
	コレスチミド
プロブコール	プロブコール
フィブラート系	クロフィブラート
	クリノフィブラート
	ベザフィブラート
	フェノフィブラート
ニコチン酸系	ニコチン酸トコフェロール
	ニコモール
	ニセリトロール
その他	γオリザノール
	エラスターゼ
	イコサペント酸エチル
痛風発作予防薬	コルヒチン
尿酸排泄促進薬	プロベネシド
	ブコローム
	ベンズブロマシン
尿酸生成抑制薬	アロプリノール

商品名
メバロチン
リポバス ローコール
リピトール
リバロ
クレストール
クエストラン
コレバイン
ロレルコシンレスタール
ピノグラッグ
リポクリン
ベザトール
リピディル
ユベラ
コレキサミン
ペリシット
ハイゼット
エラスチーム
エパデール
コルヒチン
ベネシッド
パラミヂン
ユリノーム
ザイロリック

4. 呼吸器疾患

		一般名
気管支拡張薬	β刺激薬	塩酸エフェドリン
		dl−塩酸メチルエフェドリン
		塩酸メトキシフェナミン
		硫酸イソプレナリン
		塩酸イソプレナリン
		硫酸オルシプレナリン
		塩酸トリメキシノール
		硫酸サルブタモール
		硫酸テルブタリン
		塩酸ツルブテロール
		塩酸プロカテロール
		臭化水素酸フェノテロール
		フマル酸ホルモテロール
		塩酸クレンブテロール
		塩酸マブテロール
		キシナホ酸サルメテロール
	テオフィリン薬	テオフィリン
		ジプロフィリン
		プロキシフィリン
		アミノフィリン
		プロキシフィリン，塩酸エフェドリン，フェノバルビタールの合剤
		ジプロフィリン，塩酸エフェドリン，塩酸パパベリン，ノスカピン，塩酸ジフェンヒドラミン含有
	抗コリン薬	臭化イプラトロピウム
		臭化オキシトロピウム
		臭化チオトロピウム水和物
気管支喘息治療薬	吸入用ステロイド	プロピオン酸ベクタメサゾン
		プロピオン酸フルチカゾン
		ブデソニド
		シクレソニド

商品名
塩酸エフェドリン
メチエフ
フェナミン
ストメリンD
プロタノール-L
アロテック
イノリン
ベネトリン
ブリカニール
ホクナリン
メプチン
ベロテック
アトック
スピロペント
ブロンコリン
セレベント
テオドール，テオロングなど
コルフィリン
モノフィリン
ネオフィリン
アストモリジン（配合薬）
アストフィリン（配合薬）
アトロベント
テルシガン
スピリーバ
キューバル
フルタイド
パルミコート
オルベスコ

4. 呼吸器疾患〈つづき〉

		一般名
気管支喘息治療薬〈つづき〉	吸入用ステロイド〈つづき〉	キシナホ酸サルメテロール・プロピオン酸フルチカゾン
	ヒスタミン加人免疫グロブリン	ヒスタミン加人免疫グロブリン
抗アレルギー薬	メディエーター遊離抑制薬	クロモグリク酸ナトリウム
		トラニラスト
		アンレキサノクス
		レピリナスト
		イブジラスト
		ペミロラスト
		タザノラスト
	ヒスタミン H_1 拮抗薬	フマル酸ケトフェチン
		塩酸アゼラスチン
		オキサトミド
		メキタジン
		塩酸エピナスチン
	トロンボキサン A_2 阻害薬	塩酸オザグレル
	トロンボキサン A_2 拮抗薬	セラトロダスト
	ロイコトリエン拮抗薬	プランルカスト
		ザフィルルカスト
		モンテルカスト
	Th_2 サイトカイン阻害薬	トシル酸スプラタスト
呼吸促進薬	末梢性呼吸刺激薬	塩酸ドキサプラム
	中枢性呼吸刺激薬	ジモルホラミン
		フルマゼニル
	麻薬拮抗薬	酒石酸レバロルファン
		塩酸ナロキソン
	肺サーファクタント	肺サーファクタント

商品名
アドエア
ヒスタグロビン
インタール
リザベン
ソルファ
ロメット
ケタス
アレギサール
タザレスト
ザジデン
アセプチン
セルテクト
ゼスラン
アレジオン
ベガ
ブロニカ
オノン
アコート
シングレア
アイピーディ
ドプラム
テラプチク
アネキセート
ロルファン
ナロキソン
サーファクテン

4. 呼吸器疾患〈つづき〉

		一般名
呼吸促進薬〈つづき〉	好中球エラスターゼ選択的阻害薬	シベレスタットナトリウム水和物
	炭酸脱水素酵素抑制薬	アセタゾラミド
鎮咳薬	中枢性麻薬性鎮咳薬	リン酸コデイン
		リン酸ジヒドロコデイン
		オキシメテバニール
	中枢性非麻薬性鎮咳薬	ヒベンス酸チピペジン
		臭化水素デキストロメトルファン
		塩酸ホミノベン
		ノスカピン
		リン酸ジメモルファン
		塩酸エスプラジノン
		クエン酸ペントキシベリン
		クロペラスチン
		リン酸ベンプロペリン
		塩酸クロフェダノール
		シャゼンソウエキス
	鎮咳去痰配合薬	桜皮エキス，リン酸コデイン
		リン酸ジヒドロコデイン，塩酸エフェドリン，塩化アンモニウム
		リン酸ジヒドロコデイン，dl-塩酸メチルエフェドリン，マレイン酸クロルフェニラミン
		リン酸ジヒドロコデイン，dl-塩酸メチルエフェドリン，ジプロフィリン，サリチル酸ジフェンヒドラミン，アセトアミノフェン，ブロムワレリル尿素

商品名
エラスポール
ダイアモックス
リン酸コデイン
リン酸ジヒドロコデイン
メテバニール
アスベリン
メジコン
ノレプタン
ナルコチン
アストミン
レスプレン
トクレス
フスタゾール
フラベリック
コルドリン
フスタギン
濃厚ブロチンコデイン
セキコデ
フスコデ
カフコデ－N

4. 呼吸器疾患〈つづき〉

		一般名
鎮咳薬〈つづき〉	鎮咳去痰配合薬〈つづき〉	dl–塩酸メチルエフェドリン，マレイン酸クロルフェニラミン
		塩酸メチルエフェドリン，塩酸ジフェンヒドラミン
		マオウエキス 200mg（エフェドリンとして 11.8mg），安息香酸ナトリウムカフェイン 100mg，酸化マグネシウム 100mg，アセトアミノフェン 200mg，ロートエキス 10mg，水製エキス（ハンゲ 123mg，シャクヤク 74mg，カンゾウ 74mg，コウボク 246mg，サイコ 25mg，シャゼンソウ 123mg，茶葉 246mg）135mg
去痰薬	塩類去痰薬	アンモニア，ウイキョウ
		炭酸水素ナトリウム
	刺激性去痰薬	サポニン系製剤
	気道分泌促進薬	塩酸ブロムヘキシン
		桜皮エキス
	気道粘液溶解薬	アセチルシステイン
		メシステイン塩酸塩
		塩酸エチルシステイン
		カルボシステイン
		フドステイン
	気道潤滑薬	塩化アンブロキソール
	界面活性剤	チロキサポール
	生薬	キョウニンアキス
禁煙補助薬		ニコチン

商品名
ネオアス
アスドリン
アスゲン
アンモニアウイキョウ精
炭酸水素ナトリウム
セネガ
ビソルボン
ブロチン
ムコフィリン
ゼオチン
チスタニン
ムコダイン
クリアナール
ムコソルバン
アレベール
キョウニン水
ニコチン TTS

5. 抗菌剤

○抗菌薬

	一般名
ペニシリン系	ベンジルペニシリンカリウム(PCG)
	ベンジルペニシリンベンザチン(DBECPDG)
	フェネチシリンカリウム(PEPC)
広範囲ペニシリン系	アンピシリン（ABPC)
	塩酸バカンピシリン（BAPC)
	塩酸タランピシリン（TAPC)
	塩酸レナンピシリン（LAPC)
	シクラシリン（ACPC)
	アモキシシリン（AMPC)
	塩酸ピブメシリナム（PMPC)
	トシル酸スルタミシリン(SBTPC)
	アスポキシシリン（ASPC)
	ピペラシリンナトリウム(PIPC)
複合ペニシリン	アンピシリン・クロキサシリン
	アンピシリン・ジクロキサシリン
βラクタマーゼ阻害薬	アンピシリン・スルバクタム
	アモキシシリン・クラブラン酸
	タゾバクタム・ピペラシリン
	セフォペラゾン・スルバクタム
注射第1世代セフェム	セファロチン（CET)
	セファゾリン（CEZ)
注射第2世代セフェム	セフォチアム（CTM)
	セフメタゾール（CMZ)
	セフミノクス（CMNX)
	セフブペラゾン（CBPZ)
	フロモキセフ（FMOX)
注射第3世代セフェム	セフピラミド（CPM)
	セフスロジン（CFS)
	セフォタキシム（CTX)
	セフォペラゾン（CPZ)
	セフメノキシム（CMX)

商品名
注射用ペニシリンＧカリウム
バイシリンＧ
ソルシリン，ビクシリン
ペングッド
ペングット
アセオシリン
バラシリン
バストシリン
アモリン，サワシリン
メリシリン
ユナシン
ドイル
ペントシリン
ビクシリンＳ
コンビペニックス
ユナシンＳ
オーグメンチン
タゾシン
スルペラゾン
コアキシン
セファメジンα
パンスポリン
セフメタゾン
メイセリン
トミポラン
フルマリン
サンセファール
タケスリン
クラフォラン
セフォペラジン
ベストコール

5. 抗菌剤　○抗菌薬〈つづき〉

	一般名
注射第３世代セフェム〈つづき〉	セフチゾキシム（CZX）
	セフトリアキソン（CTRX）
	セフタジジム（CAZ）
	セフォジジム（CDZM）
	ラタモキセフ（LMOX）
注射第４世代セフェム	セフピロム（CPR）
	セフォゾプラン（CZOP）
	セフェピム（）CFPM
経口第１世代セフェム	セファレキシン（CEX）
	セファトリジン（CFT）
	セフロキサジン（CXD）
	セファクロル（CCL）
	セファドロキシル（CDX）
経口第２世代セフェム	セフォチアムヘキセチル（CTM-HE）
	セフロキシムアキセチル（CXM-AX）
経口第３世代セフェム	セフジニル（CFDN）
	セフチブテン（CETB）
	セフジトレンピボキシル（CDTR-PI）
	セフィキシム（CFIX）
	セフテラムピボキシル（CFTM-PI）
	セフポドキシムプロキセチル（CPDX-PR）
	セフカペンピボキシル（CFPN-PI）
カルバペネム系	イミペネム・シラスタチン（IPM/CS）
	パニペネム・ベタミプロン（PAPM/BP）
	メロペネム（MEPM）
	ビアペネム（BIPM）

商品名
エポセリン
ロセフィン
モダシン
ノイセフ
シオマリン
ブロアクト
ファーストシン
マキシピーム
ケフレックス
セアプロン
オラスポア
ケフラール
サマセフ
パンスポリンT
オラセフ
セフゾン
セフテム
メイアクト
セフスパン
トミロン
バナン
フロモックス
チエナム
カルベニン
メロペン
オメガシン

5. 抗菌剤　○抗菌薬〈つづき〉

	一般名
カルバペネム系〈つづき〉	ドリペネム（DRPM）
モノバクタム系	アズトレオナム（AZT）
	カルモナム（CRMN）
ペネム系	ファロペネム（FRPM）
アミノグリコシド系	ストレプトマイシン（SM）
	カナマイシン（KM）
	ゲンタマイシン（GM）
	トブラマイシン（TPB）
	ジベカシン（DKB）
	アミカシン（AMK）
	シソマイシン（SISO）
	ミクロノマイシン（MCR）
	イセパマイシン（ISP）
	ベカナマイシン（AKM）
	リボスタマイシン（RSM）
	アストロマイシン（ASTM）
	スペクチノマイシン（SPCM）
	アルベカシン（ABK）
マクロライド系	エリスロマイシン（EM）
	クラリスロマイシン（CAM）
	ロキシスロマイシン（RXM）
	アジスロマイシン（AZM）
	ジョサマイシン（JM）
	キタサマイシン（LM）
	アセチルスピラマイシン（AC-SPM）
	ミデカマイシン（MDM）
	ロキタマイシン（RKM）
ケトライド系	テリスロマイシン（TEL）
ストレプトグラミン系	キヌプリスチン・ダルホプリスチン（QPR/DPR）
リンコマイシン系	リンコマイシン（LCM）
	クリンダマイシン（CLDM）
テトラサイクリン系	テトラサイクリン（TC）

商品名
フィニバックス
アザクタム
アマスリン
ファロム
硫酸ストレプトマイシン
カナマイシン
ゲンタシン
トブラマイシン
パニマイシン
硫酸アミカシン
シセプチン
ネチリン
イセパシン
カネンドマイシン
ヴィスタマイシン
フォーチミシン
トロビシン
ハベカシン
エリスロシン
クラリス
ルリッド
ジスロマック
ジョサマイシン
ロイコマイシン
アセチルスピラマイシン
メデマイシン
リカマイシン
ケテック
シナシッド
リンコシン
ダラシン
アクロマイシン

5. 抗菌剤　○抗菌薬〈つづき〉

	一般名
テトラサイクリン系〈つづき〉	(一般用医薬品)
	デメチルクロルテトラサイクリン(DMCTC)
	ドキシサイクリン（DOXY)
	ミノサイクリン（MINO)
クロラムフェニコール系	クロラムフェニコール（CP)
	チアンフェニコール
ホスホマイシン	ホスホマイシン（FOM)
ポリペプチド系	コリスチン（CL)
グリコペプチド系	ポリミキシンB（PL-B)
	バシトラシン・フラジオマイシン(BC)
	バンコマイシン（VCM)
	テイコプラニン（TEIC)
キノロン系	ナリジスク酸（NA)
	ピロミド酸（PA)
	ピペミド酸（PPA)
ニューキノロン系	ノルフロキサシン（NFLX)
	エノキサシン（ENX)
	オフロキサシン（OFLX)
	レボフロキサシン（LVFX)
	シプロフロキサシン（CPFX)
	ロメフロキサシン（LFLX)
	トスフロキサシン（TFLX)
	フレロキサシン（FLRX)
	スパルフロキサシン（SPFX)
	ガチフロキサシン（GFLX)
	パズフロキサシン（PZFX)
	プルリフロキサシン（PUFX)
	モキシフロキサシン（MFLX)
	リネゾリド（LZD)
	ガレノキサシン
	シタフロキサシン
サルファ剤	スルファモノメトキシン

商品名
テラマイシン
レダマイシン
ビブラマイシン
ミノマイシン
クロロマイセチン
アーマイ
ホスミシン
コリマイシンS
硫酸ポリミキシンB
バラマイシン
塩酸バンコマイシン
タゴシッド
ウィントマイロン
パナシッド
ドルコール
バクシダール
フルマーク
タリビッド
クラビット
シプロキサン
ロメバクト
オゼックス
メガキサシン
スパラ
ガチフロ
パシル
スオード
アベロックス
ザイボックス
ジェニナック
グレースビット
ダイメトン

5. 抗菌剤 ○抗菌薬〈つづき〉

	一般名
サルファ剤〈つづき〉	スルファジメトキシン
	サラゾスルファピリジン
	ＳＴ合剤（スルファメトキサゾール・トリメトプリム）
抗結核薬	イソニアジド（INH）
	パラアミノサリチル酸（PAS）
	アルミノパラアミノサリチル酸
	ピラジナミド（PZA）
	エタンブトール（EB）
	リファンピシン（RFP）
	エンビオマイシン（EVM）
	エチオナミド（ETH）
	サイクロセリン（CS）

5. 抗菌剤 ○抗ウイルス薬

	一般名
抗ヘルペスウイルス	アシクロビル（ACV）
	バラシクロビル
	ビダラビン（Ara-A）
抗サイトメガロウイルス薬	ガンシクロビル（GCV）
	バルガンシクロビル
	ホスカルネット
抗インフルエンザウイルス薬	オセルタミビル
	ザナミビル
	アマンタジン
抗 RS ウイルス	パリビズマブ
SSPE 予防治療薬	イノシンプラノベクス
抗 HIV 薬（ヌクレオチド系逆転写酵素阻害薬）	ジドブジン（AZT）
	ジダノシン（ddI）
	ザルシタビン（ddC）
	ラミブジン（3TC）
	サニルブジン（d4T）

商品名
アブシード サラゾピリン バクタ
イスコチン
ニッパスカルシウム
アルミノニッパスカルシウム
ピラマイド
エサンブトール
リファジン
ツベラクチン
ツベルミン
サイクロセリン

商品名
ゾビラックス
バルトレックス
アラセナA
デノシン
バリキサ
ホスカビル
タミフル
リレンザ
シンメトレル
シナジス
イソプリノシン
レトロビル
ヴァイデックス
ハイビッド
エピビル
セリット

5. 抗菌剤　○抗ウイルス薬〈つづき〉

	一般名
抗 HIV 薬（ヌクレオチド系逆転写酵素阻害薬）〈つづき〉	アバカビル（ABC）
	テノホビル（TDF）
	エムトリシタビン
抗 HIV 薬（非ヌクレオチド系逆転写酵素阻害薬）	ネビラピン（NVP）
	エファビレンツ（EFV）
	デラビルジン
抗 HIV 薬（HIV プロテアーゼ阻害薬）	インジナビル（IDV）
	サキナビル（SQV）
	リトナビル
	ロピナビル・リトナビル
	ネルフィナビル（NFV）
	ホスアンプレナビル
	アタザナビル（ATV）
	ダルナビル
	ラルテグラビル
抗真菌薬	アムテリシン B（AMPH-b）
	フルシトシン（5-FC）
	ミコナゾール（MCZ）
	フルコナゾール（FLCZ）
	ホスフルコナゾール（F-FLCZ）
	イトラコナゾール（ITCZ）
	ボリコナゾール（VRCZ）
	テルビナフィン
深在性抗真菌薬	ミカファンギン（MCFG）
カリニ肺炎	ペンタミジン

商品名
ザイアジェン
ビリアード
ツルハダ
ビラミューン
ストックリン
レスクリプター
クリキシバン
フォートベイス
ノービア
カレトラ
ビラセプト
レクシヴァ
レイアタッツ
プリジスタ
アイセントレス
ファンギゾン
アンコチル
フロリード
ジフルカン
プロジフ
イトリゾール
ブイフェンド
ラミシール
ファンガード
ベナンバックス

6. 循環器疾患

一般名（略語）	商品名
ニトログリセリン	ミオコール，ニトロペン，ミリスロール
硝酸イソソルビド	ニトロール
ブプレノルフィン塩酸塩	レペタン
モルヒネ塩酸塩	塩酸モルヒネ
モンテプラーゼ（遺伝子組換え）	クリアクター
アセチルサリチル酸	バッファリン330，バッファリン81，バイアスピリン100
硫酸クロピドグレル	プラビックス
シロスタゾール	プレタール
フロセミド	ラシックス
カルペリチド（遺伝子組換え）	ハンプ
塩酸ドパミン	イノバン，プレドパ
塩酸ドブタミン	ドブトレックス
ノルアドレナリン	ノルアドレナリン
ミルリノン	ミルリーラ
炭酸水素ナトリウム	メイロン
アトロピン硫酸塩	アトロピン
ジゴキシン	ジゴシン
ベラパミル塩酸塩	ワソラン
塩酸リドカイン	キシロカイン
塩酸ニフェカラント	シンビット
塩酸アミオダロン	アンカロン
ワルファリンカリウム	ワーファリン
マレイン酸エナラプリル	レニベース
イミダプリル塩酸塩	タナトリル
カンデサルタンシレキセチル	ブロプレス
ロサルタンカリウム	ニューロタン
バルサルタン	ディオバン
カルベジロール	アーチスト
フマル酸ビソプロロール	メインテート
メトプロロール酒石酸塩	ロプレソール
スピロノラクトン	アルダクトン
ファモチジン	ガスター
塩酸ラニチジン	ザンタック

6.　循環器疾患〈つづき〉

一般名（略語）	商品名
沈降破傷風トキソイド	破トキ
ポリエチレングリコール処理抗破傷風人免疫グロブリン	テタノブリン
活性型第 VII 因子製剤	ノボセブン
D-マンニトール	マンニットール
グリセオール	グリセオール
コハク酸メチルプレドニゾロンナトリウム	ソル・メドロール

7.　消化器疾患

一般名（略語）	商品名
メトクロプラミド	プリンペラン
シメチジン	タガメット
オメプラゾール	オメプラール
スルファメトキサゾール・トリメトプリム（バクタ）	バクタ
L-トリプトファンを含有するアミノ酸製剤，経腸成分栄養剤	アミノレバン，テルフィン

8. 神経疾患

一般名（略語）	商品名
アルテプラーゼ	アクチバシン
アルガトロバン	スロンノン，ノバスタン
オザグレル	カタクロット
エダラボン	ラジカット
濃グリセリン・果糖注射液	グリセオール
ワルファリンカリウム	ワーファリン
アセチルサリチル酸	バイアスピリン，バファリン
チクロピジン	パナルジン
シロスタゾール	プレタール
クロピドグレル	プラビックス
メロペネム	メロペン
セフトリアキソン	ロセフィン
アシクロビル	ゾビラックス
フルコナゾール	ジフルカン
アムホテリシン B	ファンギゾン
イソニアジド	イスコチン
リファンピシン	リマクタン
エサンブトール	エサンブトール
デキサメタゾン	デカドロン
NSAIDs	ロキソニン，ボルタレン
トリプタン系薬剤	イミグラン，ゾーミッグ，マクサルト
ロメリジン	テラナス、ミグシス
チザニジン	テルネリン
エペリゾン	ミオナール
バルプロ酸	デパケン，セレニカ，バレリン
カルバマゼピン	テグレトール
フェニトイン	アレビアチン
ゾニサミド	エクセグラン
ガバペンチン	ガバペン
トピラマート	トピナ
ラモトリギン	ラミクタール

8.　神経疾患〈つづき〉

一般名（略語）	商品名
フェノバルビタール	フェノバール
クロナゼパム	リボトリール，ランドセン
クロバザム	マイスタン
レボドパ製剤	ネオドパストン，マドパー
ドパミンアゴニスト	ビシフロール，レキップ，カバサール
アマンタジン	シンメトレル
抗コリン薬	アーテン，アキネトン
セレギリン	エフピー
エンタカポン	コムタン
ドロキシドパ	ドプス
タルチレリン水和物	セレジスト
プロチレリン	ヒルトニン
副腎皮質ステロイド	プレドニン，デカドロン，ソルメドロール
アザチオプリン	イムラン
シクロホスファミド	エンドキサン
タクロリムス	プログラフ
サイクロスポリン	サンディミュン
免疫グロブリン	ベニロン，ヴェノグロブリン
抗コリンエステラーゼ剤	メスチノン，マイテラーゼ，ウブレチド
インターフェロンβ1b	ベタフェロン

9. 慢性腎臓病・前立腺肥大・緑内障

分類	細分類	一般名
β受容体遮断薬		チモロールマレイン酸
		カルテオロール塩酸塩
		レボブノロール塩酸塩
αβ受容体遮断薬		ベタキソロール塩酸塩
		ニプラジロール
α_1受容体遮断薬		ブナゾシン塩酸塩
プロスタグランジン関連薬		トラボトラスト
		ラタノプラスト
		イソプロピルウノプロストン
炭酸脱水酵素阻害薬		ドルゾラミド塩酸塩
		ブリンゾラミド
副交感神経刺激薬		ピロカルピン塩酸塩
交感神経刺激薬		ジピペフリン塩酸塩
炭酸脱水酵素		アセタゾラミド
高浸透圧薬		D-マンニトール
		濃グリセリン
		イソソルビド
降圧剤	アンギオテンシン変換酵素（ACE）阻害薬	カプトプリル
		エナラプリルマレイン酸塩
		アラセプリル
		デラプリル塩酸塩
		シラザプリル水和物
		リシノプリル水和物
		ベナゼプリル塩酸塩
		イミダプリル塩酸塩
		テモカプリル塩酸塩
		キナプリル塩酸塩
		トランドラプリル
		ペリンドプリルエルブミン

商品名
チモプトール，リズモン
ミケラン，ミケラン LA
ミロル
ベトプティック，ベトプティックエス
ハイパジール，ニプラノール
デタントール
トラバタンズ
キサラタン
レスキュラ
トルソプト
エイゾプト
サンピロ
ピバレフリン
ダイアモックス
マンニゲン，マンニットール，マンニットール S
グリセオール，グリセレブ
イソバイド，メニレット
カプトリル，カプトリル-R
レニベース
セタプリル
アデカット
インヒベース
ロンゲス，ゼストリル
チバセン
タナトリル
エースコール
コナン
オドリック，プレラン
コバシル

9. 慢性腎臓病・前立腺肥大・緑内障〈つづき〉

分類	細分類	一般名
降圧剤〈つづき〉	アンギオテンシンⅡ受容体遮断薬（ARB）	ロサルタンカリウム
		カンデサルタンシレキセチル
		バルサルタン
		テルミサルタン
		オルメサルタンメドキソミル
	サイアザイド系利尿剤	ヒドロクロロチアジド
		トリクロルメチアジド
		ベンチルヒドロクロロチアジド
	ループ系利尿剤	フロセミド
	Ca 拮抗薬	アムロジピンベシル酸塩
		アラニジピン
		エホニジピン塩酸塩エタノール付加物
		シルニジピン
		ニカルジピン塩酸塩
		ニソルジピン
		ニトレンジピン
		ニフェジピン
		ニフェジピン徐放剤
		ニルバジピン
		バルニジピン塩酸塩
		フェロジピン
		ベニジピン塩酸塩
		マニジピン塩酸塩
		アゼルニジピン
		ジルチアゼム塩酸塩 ベラパミル塩酸塩
		ベプリジル塩酸塩水和物

商品名
ニューロタン
ブロプレス
ディオバン
ミカルディス
オルメテック
ダイクロライド
フルイトラン
ベハイド
ラシックス，オイテンシン
ノルバスク，アムロジン
サプレスタ，ベック
ランデル
アテレック，シナロング
ペルジピン，ペルジピン LA，ニコデール，ニコデール LA
バイミカード
バイロテンシン
アダラート，ヘルラート，ヘルラート・ミニ，セパミット
アダラート L，セパミット-R，アダラート CR
ニバジール
ヒポカ
ムノバール，スプレンジール
コニール
カルスロット
カルブロック
ヘルベッサー，ヘルベッサー R
ワソラン
ベプリコール

9. 慢性腎臓病・前立腺肥大・緑内障〈つづき〉

分類	細分類	一般名
脂質異常症治療薬	HMG-CoA 還元酵素阻害薬（スタチン）	p.238,「3. 糖尿病・高脂血症・内分泌疾患」参照
	フィブラート系	クロフィブラート
		クリノフィブラート
		ベザフィブラート
		フェノフィブラート
	小腸コレステロールトランスポーター阻害薬 陰イオン交換樹脂（レジン）	エゼチミブ
		コレスチラミン
		コレスチミド
	プロブコール	プロブコール
	ニコチン酸系	トコフェロールニコチン酸エステル
		ニコモール
		ニセリトロール
	多価不飽和脂肪酸	イコサペント酸エチル（EPA）
排尿障害治療薬		セルニチンポーレンエキス
		オキセンドロン
		タムロシン酢酸塩
		ナフトピジル
		シロドシン

商品名
ビノグラック
リポクリン
ベザトールSR，ベザクリップ
リピディル，トライコア
ゼチーア
クエストラン
コレバイン
シンレスタール，ロレルコ
ユベラN
コレキサミン
ペリシット
エパデール，エパデールS，ソルミラン
パラプロスト，バロメタン（現在販売中止）
セルニルトン
エビプロスタット
プロステチン
ハルナールD
フリバス，フリバスOD，アビショット
ユリーフ

索引

A to Z

あ

か

さ

な

は

向精神薬・身体疾患治療薬の相互作用に関する指針
日本総合病院精神医学会治療指針 5

2011年10月28日　初版第1刷発行

編　集　治療戦略検討委員会

発行者　石澤雄司

発行所　株式会社星和書店
〒168-0074　東京都杉並区上高井戸1-2-5
電話　03（3329）0031（営業部）／03（3329）0033（編集部）
FAX　03（5374）7186（営業部）／03（5374）7185（編集部）
http://www.seiwa-pb.co.jp

　ISBN978-4-7911-0790-2